U0345286

后浪

疼痛腰背修复指南

POUR EN FINIR AVEC
LE MAL DE DOS

BERNADETTE DE GASQUET

浙江科学技术出版社 · 杭州

〔法〕贝娜黛·德·嘉斯奎 著　王炳坤 译

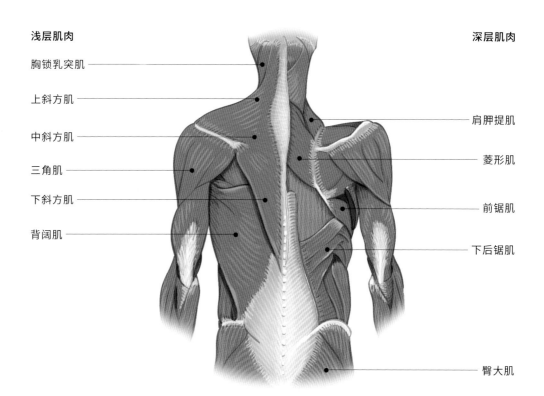

浅层肌肉

深层肌肉

胸锁乳突肌

上斜方肌

中斜方肌

三角肌

下斜方肌

背阔肌

肩胛提肌

菱形肌

前锯肌

下后锯肌

臀大肌

背部的浅层肌肉和深层肌肉

目录

前言
世纪病：认知错误

几乎每个人都曾经历过背痛，如今越来越多的年轻人甚至儿童也深受其害。这些儿童并非营养不良，也没有患病，更不曾受到剥削或被迫从事体力劳动……他们身体健康，完整接种疫苗，享有医疗保障，饮食均衡，积极融入社会，在学校也会上体育课。

于是我们把他们的背痛归咎于环境污染、生活条件与压力……背痛仿佛是一种在如今这种舒适生活中才会染上的"传染病"。但实际上我认为背痛在很大程度上源于心理症结：背上担负着沉重责任（"肩负重荷"），要面对家庭问题，要处理人际关系……

所以，你也许富有、美丽、生活幸福，但还是可能会背痛。

如果我们孑然一身，生病、衰老、贫穷或许能更轻松地面对，但我们都有过去，有牵挂，有家人，有需要奋斗的生活。从每天一醒来就能看到的早间新闻开始，我们就要面对这个世界上涌现的各种灾难和恐慌。货架上没人想买的10千克商品今天正在打折倒是难得的好消息。

停止抱怨，让我们重新认识背痛吧。

背痛与**重力**相关。

成长、直立行走、进化出双脚是一场生物力学的挑战，这一挑战让人类在这个世界上比其他生命拥有更多的可能性。我们需要向上挺直脊柱和躯干，保持稳健、挺拔、坚韧与灵活，因此背部要承受头部带来的巨大重量。

为了让背部能够承重，我们需要帮助它维持良好结构。或许在很多文化传统中都能找到经得住考验的方法，但科学的权威性并不来源于直觉的认识与实践。

同时，我们还需要离开设计不当的家具，改变不符合生物力学的日常基本姿势。放眼商品目录上那些琳琅满目的床垫、枕头、座椅，还有在潮流中昙花一现、相互矛盾的理论……它们并没有帮助我们远离背痛！

我们还会强迫自己参加并不适合自己的身体训练，以时下流行的标准增强特定部位的肌肉以弥补身体某些功能的失常。一些流行的新奇观念则向我们兜售所谓的"神奇方法"，然而大多都只聚焦于改变某一个要素。我们也会无意识地陷入单一思维，认为"运动本就会引发疼痛"，而这一思维对我们造成的伤害比不良的日常姿势要更大。运动产生的内啡肽是很好的镇静剂，但它也会掩盖疼痛，让我们上瘾，让身体变形。滥用止痛药只会让引发疼痛的动作被一再忽视，因此也不利于健康。

希望本书能让想要**改善背痛**的人理解日常姿势的重要性，了解身体的结构，发现躯干的薄弱环节并找到有益日常活动的良药。我想让人们拥有正确的观念，远离不良动作，熟悉缓解疼痛的动作，学会自我按摩或是家庭按摩手法。书中还有个性化且符合生物力学的增肌、拉伸、放松方案。

有时服药、做手术或矫正治疗是必不可少的……但只有持之以恒的练习和坚持不懈的意志才能让我们收获持久的疗效，当然我们可能需要借助一些辅助工具。

自助者，医学方能助之。从现在开始吧。

直面背痛，首先需要挺直背部。

第一章

了解是为了理解

背痛，双足直立行走引发的问题

背痛是最常见的病痛之一，疼痛的发生没有确切的诱因，不是由于某种基因缺陷，发病也没有征兆，就像衰老一样仿佛命中注定。

尽管"老年"的内涵不断改变，但相较于过去数世纪，如今的老年人整体处于前所未有的最佳状态，寿命也在不断延长。尤其是在发达国家，伴随着年龄的增长，人们仍然能保持健康的体魄。相比之下，背痛却呈现低龄化趋势，无数青少年苦恼于背痛，四处寻医。

很少人会说自己从未经历过背痛。如今治愈椎间盘突出并不难。治疗这种疾病的手术曾令人担忧，在当时具有导致重度残疾的风险，但如今年轻人做这种手术已经稀松平常。

在医学不发达的过去，人们体内有时会缺乏必要的营养元素，尤其是钙（缺钙会导致佝偻病）。当时机械化的程度很低，很多人在童年时期都曾在田间、矿场干活，还会做简单的家务劳动，例如用水桶提水、洗衣服、犁地。因此，背痛在当时相当常见。

然而，如今一些机械化行业依旧需要高强度的重复性工作，而从事这类工作时的不良姿势会使得人体内作为"缓冲器"的椎间盘变得脆弱（这类工作包括搬运、送货、装卸、看护生活无法自理的病人、修建楼房与公共工程），同样很容易引发背痛。

几乎所有人都经历过腰背疼痛。"背痛时应该找正骨医生给脊椎复位"——

这完全是错误的想法，即便是正骨医生也反对这一观点。但这种观点却恰如其分地反映了背痛患者的心声——如果我们能像更换刹车片一样更换椎间盘就太完美了！你或许会吃抗炎药来缓解疼痛，还会更换"高精尖"的床垫和枕头来给自己放松……然而却完全不会想到要注意自己的站姿和坐姿。我们中大多数人从学校到养老院、人生中一半以上的清醒时间都要保持站姿或坐姿，其中站立姿态让身体的"承重梁"——脊柱承受了最重的负担。

如今，很多矫正体态的运动、疗法和理念越来越荒谬，很多所谓的"高精尖"肌肉训练器材也收效甚微。事实上几乎所有的运动员都有过背部和关节疼痛，而运动员们出现受伤、器官脱垂和休克的现象也比久坐上班族更加频繁。

大多数腰椎间盘突出症并非由可鉴别的外伤引起。因此，发泄式的体育锻炼、肌肉训练和所谓的"矫正性"训练方法并没有做到对症下药，对于改正姿势错误没有丝毫帮助；有一种观点认为我们需要锻炼腹肌，但腹部肌群并不能阻止我们过度使用身体其他部位，也无法代替其他肌肉，尤其是松弛的背部肌群工作。基于这一理念的各类训练方案只能让我们放松，并不能让我们找到平衡的肌张力。

凸出、松弛的腹部是错误的静态姿势和不平衡体态的表现，刚开始站立的幼儿也会有这样的表现。

若人们在儿童的脊椎发育阶段不帮助孩子自我约束并学会挺直身躯，之后就会发现孩子需要通过高强度练习，在身体和意识层面进行矫正。

但矫正背部比单纯的"挺直背部"要困难不少。

双足直立让身体持续受到重力影响，这对于人类而言始终是一场挑战。四足类动物就不会发生脊柱侧凸，它们的前肢等长，后肢成对，并且因为肢体性质不同，它们也不存在支撑侧。它们的内脏在腹部处于悬挂状态，胸腔也不会因此而变形。它们采用腹式呼吸，不会出现脊柱后弯，而是会进行规律性的脊柱伸展，睡觉时也不会仰卧。对称的鼻腔保证胸腔两侧均匀呼吸。

关于脊柱的通识教育对人类而言是必要的，毕竟人类的体育知识应该超越动物！

$\boxed{1}$

预防的功效：健康与万灵药

传说古希腊医药之神阿斯克勒庇俄斯有两个女儿：许癸厄亚和帕那刻亚。许癸厄亚主管疾病预防与清洁卫生，而当疾病发展到许癸厄亚无法控制时，帕那刻亚①便会进行医治。

当代人对于万灵药的幻想和古代人一样，认为它是不需要任何努力便可以治愈各种疾病的奇迹药方。但事实上，万灵药从来**离不开**疾病预防观念。

背痛可能与先天疾病、炎症反应和退行性病变相关，也可能与错误姿势和动作相关，但在大多数情况下，它往往由后者导致。

早期教导

很多青少年的身姿随着成长发育会逐渐变得像"蘑菇"，躯干看上去像是没有任何支撑的菌柄，青少年常见的**舒尔曼病**正是如此，表现为上背部后凸且伴有胸背部疼痛。但大多数情况下，这仅仅是不合适的家具和缺乏姿势指导导致的。细长的脊柱支撑着沉重的头部，巨大的<u>重量</u>会顺着承重方向使躯干前屈和侧弯……疼痛主要发生于上背部和颈部。

也存在**真正的脊柱侧凸病例**，这类病例往往发病很早，会影响躯干的基

---

① 指医药女神帕那刻亚的词"Panacée"也有万灵药之意。——译者注

础功能，因此需要通过物理手段，例如医学矫正体操、穿戴支具甚至手术介入来治疗。

同样，一侧腿较另一侧明显偏短，会导致髋关节不对称，从而引发低位脊柱侧凸……低位脊柱侧凸继而引起上端脊柱朝另一侧弯曲以保证头部处于中心位置，视线保持水平。因此，如果双腿长度差异过大，患者就只能借助脚底辅助器具来矫正脊柱。这种做法就像是把木片垫在桌脚下来弥补地面的凹凸不平。当出现器质性疾病时，切勿通过功能层面的矫正来进行治疗！

还有很多**脊柱侧凸**病例是由承重、不对称支撑、上肢或下肢单侧过度训练所导致的。背单肩包、电脑包会导致高低肩和斜方肌挛缩，而其他一些常见且非形体原因的脊椎畸形病例则完全由外因诱发。例如，坐着的时候跷二郎腿，长时间驾驶时双脚不对称地踩踏板，双手提很重的购物袋或行李箱，长期用单侧臂弯或是髋关节搂抱孩子，长期对着位置不合适的电脑屏幕，将手机夹在肩膀和耳朵之间接听电话，等等。

在过去，人们对器质性疾病的发生风险及预防有很强的意识。从统计数据来看，那时候的人们体格更矮小、健壮，更适应田间劳作，也经历过更为严格的体态训练。需求造就了规则：只有自我保护，才能更好地生活。站直、立正站好、吃饭时背挺直、不许趴在桌上写字……这些耳熟能详的指令就是强身健体的法门。正是以强健的肌肉作为静止姿态的后盾，我们才能长时间地承受重力，而不需要有意识地与之对抗。

站立、紧张、静止是与行走、放松、用力相反的，我们不能通过短期的肌肉训练来提升肌张力和改善静止姿态。我们的目标是花最少的努力和注意力来维持正确的体态，避免身体屈曲。

这一方法让人联想到现代体育训练中非常重要的平板支撑，但这项练习通常更强调腹部的训练。静态训练很难提升肌张力，因为长时间保持同一姿势的练习无法锻炼身体的灵活性。

简而言之：如果我们能够在办公室保持背部挺直，背部肌群会十分强健，椎间盘也会受到保护，腹肌也会因此受益。

日常姿势：举足轻重但被低估

坐具

● 椅子往往是背痛的罪魁祸首。如果椅子太高且椅背向后倾斜，那么倚靠椅背会更容易导致背部畸形。如果身体前倾靠向桌子，那么身高较高的男孩会被迫拱背趴在桌上，身材小巧的女孩则会双脚悬空，不得不交叠双腿使背部保持稳定，通常双腿也倾向于向同一侧交叠。这种不对称的坐姿会引发骶髂关节的疾病（女性的骶髂关节通常会比男性更松弛、更灵活），进而导致骨盆倾斜，这也是导致梨状肌综合征和血液循环不畅的元凶。双腿长度在不知不觉间会出现差异，从而引发疾病。

老式传统椅子的椅背笔直、修长且坚硬，人们倚靠时不会向后仰。法国还有一种"哺乳椅"，椅面很低，女性可以端坐在火炉前，张开双腿，在宽大的裙摆上剥豌豆或者将襁褓中的孩子放在裙摆上，不必像现代女性一样持续弯腰站在婴儿护理台边。

● 法国的**教室椅**曾经和课桌是一体的，孩子们必须在教室椅上长时间保持端坐。这种椅子偏矮，靠背更多起着护栏而非支撑的作用，与此同时，课桌的桌面有一定倾角，能防止孩子脊柱前屈。现代市场有意重拾这一设计理念，但由于成本过高而无法推广，关注孩子背部健康的理念也未普及到公立学校。这种传统的斜面课桌已淡出人们视线，取而代之的是各式不合适的课椅。

● 法国传统家具中没有深长型**单人沙发**和宽矮型**多人沙发**，放眼整个欧洲也是如此。过去的单人沙发高度不及现在的椅子，较为宽浅，靠背笔直，扶手高度适宜，位置也刚好适合放置双肘。当人们想要放松小憩时，会把双脚放在沙发上而非地上，背部靠在沙发背上。

● 如今很多人仍然喜欢**席地而坐**。相较于坐在椅子上，坐在地上对骨骼更有益。

用餐

我们时常匆匆吃完一顿饭或是在用餐期间不时地被打扰，用餐的地点也常常是在电视机前，用餐姿势不良：坐在高凳上，双腿交叠，上身的重量压在放于桌上的前臂上，双眼盯着报纸或是屏幕。

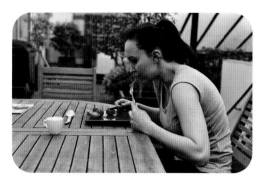

错误示范

● 传统一代人接受的教育理念是吃饭时要注意姿势，尤其是在节日里。落座时手不能垂放在桌下，大臂应贴着身体，将小臂而非肘关节放在桌上，鼻尖正对盘子。正确的用餐姿势也要求手握叉子或勺子将食物送进口中，而不是将手固定在桌上，嘴朝着手的方向靠近。这两种姿势下的背部发力差别巨大，因此用筷子进食的人应当端着碗靠近嘴，而非用嘴靠近碗。

有的人吃饭时还会用手肘撑着桌面，将头埋在盘子里进食，就像小狗吃狗粮一样狼吞虎咽，没有比这更煞风景的画面了……

练习：让椅子与桌子保持合适的距离，将手腕放在桌面上，手肘靠近身体。身体稍稍往后坐，让上身略微前倾。保持肘关节靠近身体，用手将食物送进口中。用餐过程中不要驼背，目光注视着叉子或勺子以确保食物不掉落。此时你会发现背部挺直且不紧张，也不会感到疲劳！

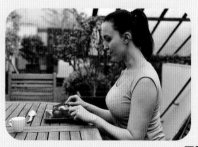 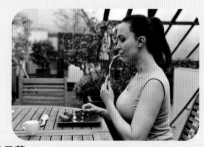

正确示范

- 喝水时应向上抬起手肘，因为我们需要抬头进行吞咽（除非使用吸管）。

　　不要向侧边抬起手肘，这会挤撞邻座，也不利于肩关节健康（如果某天患上肩周炎，你便能深刻体会）。向上方抬肘的同时不抬高肩关节，这个动作对于人类来说更优雅，更符合肢体习惯，也更能凸显手作为重要劳动器官的作用。从生物力学的角度看，在人们用大拇指和食指拿起物品，上抬肘关节的同时竖起小拇指也会使姿态显得更加自然和流畅。

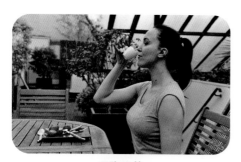

正确示范

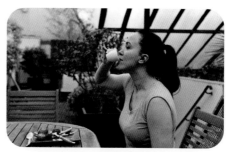

▮ 错误示范：肘关节向侧边抬起，
颈部前伸、屈曲

- 餐后休息时，可调整髋关节让身体重心前移，背部伸直，双肘置于桌面上，前臂保持垂直，下颌放在紧握的双拳上。这个姿势会令人格外舒适！

　　也可以将椅子向后拉，双臂叠放于桌面，头枕在双臂上，沿着脊柱方向伸展腰背。

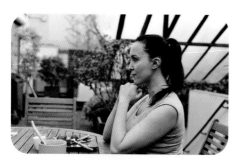

警觉式休息

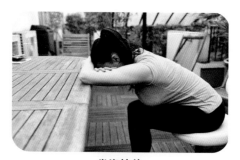

坐姿拉伸

睡眠与寝具

平躺着睡觉能让日常对抗重力的肌肉得到放松，让身体从腹式呼吸中暂时解放出来，让静脉血回流，改善脑部血液循环……但是很多人在醒来时却倍感疲惫，下背部疼痛，有时还会因为落枕而感到肩颈疼痛。

- 我们应当学习如何正确地使用**枕头**。

法语中 oreiller（枕头）一词源于 oreille（耳朵），在侧躺的时候，枕头应当放在耳朵下面，支撑颈部并保持颈椎的水平，对于宽肩的人来说更应如此。左右侧躺交替也是最为稳定和舒缓的姿势。就像被襁褓轻轻包裹的婴儿，应保持背部挺直，髋关节屈曲，肩关节收紧，有时也可以将一只手放在耳朵下方，以这样的方式带来一场酣睡。俯卧的睡姿会增加脊柱曲度改变的风险，采取俯卧睡姿时最好将一条腿提向腹部方向，采取措施让骨盆保持中立位，最好将双臂伸直置于身下。

功能最好的枕头是羽绒枕，因为它可以按需调整形状，而预塑形的泡沫枕往往过于坚固或柔软，并且会始终保持一个形状，无法调整。

很多枕头高度过高，并且在脖子悬空处设计了一块凸出的部分（所谓"符合人体工学"的枕头），但这种设计非但不会让颈椎舒展，反而会加剧颈椎前凸。睡觉时头部垫得过高会导致呼吸不畅和颈椎反弓。这类枕头还会增加鼾症患者发生睡眠呼吸暂停的风险，导致脑部的氧合作用不佳，所以这是一种虚假的舒适。

- **床垫**常被视作引发背部疾病的元凶。

两个人长期睡在同一张床垫上，床垫承受的重量差异会引发变形。而床垫不对称也会使得体重轻的人滚到凹陷处。双方换一侧睡是从身体和经济双重角度考虑的解决方法。如果孕妇持续保持同一侧的睡姿，可能会诱发妊娠疾病。

也有人是硬床垫的拥护者，长久以来他们适应了这类床垫。但睡硬床垫的人不宜过瘦，背部自然曲度也不宜过大。如果患有严重的颈椎疾病或骶骨凸出，那么凸出的部分会承受更大的压力，有时甚至可能会导致接触床垫部位的皮肤结痂。虽然日本人喜欢平躺在结实的床垫上，但他们的背部本就很平直。

受欢迎的"记忆床垫"也会带来虚假的舒适感，因为它会诱发各种不良睡姿。人们睡在塌陷的区域，床垫会定型并让人维持这样的姿势。

　　笔者曾在摩洛哥见过最令人称奇的功能性床垫。床垫是用鬃毛制成的，这种材料结实，不易变形，触感柔软并且可以"呼吸"。在法国，传统的摇篮会使用鬃毛作为床垫；一些气候炎热的国家则会采用晒干的长条树叶。把刚从羊水里出来的新生儿放在和检查台一样坚硬的木板上固然不对，但把新生儿放在"子宫一样柔软"的床垫上同样也是错误的！ [1]

● 　我们会详细讨论由于夜间肌肉放松而加重的骶髂关节疼痛。

　　这类疼痛与姿势相关，当恢复侧躺，屈曲髋关节的时候，疼痛便会消失。但如果因为骶髂关节疼痛而长期保持侧躺姿势，这同样会引发不良后果。

● 　在入睡阶段也有许多值得讨论的地方，如如何遵循睡眠节律，反生理性的视觉听觉刺激（电视、广播……）等。

　　当我们躺下时，花一些时间调整姿势，做几次深呼吸，能让挺直一整天的背部得以伸展和舒缓。本书后文中也将介绍可以用来稳定睡姿的辅助器具，以便释放压力，让我们安然入睡。另外，夜间也需要取下影响身体无意识活动的各种配饰。

鞋子

　　毫无疑问，直立的姿势从双脚开始。越来越多的脚部疾病专家因此成了体态专家，他们会借助稳定性测试平台对双脚的支撑点进行静态分析。想要找到一双合脚的鞋可不是一件容易的事，因为很多鞋子的设计都不符合生物力学标准。

● 　**女士鞋的鞋跟过高**会导致腓肠肌过度收缩，容易引起驼背和静脉血回流不良，从而让整个背部进行代偿。向前倾斜的重心也会让紧绷的身体试图将重心向后移，加重背部的屈曲。这对于已经出现脊柱曲度变直的人来说尤其不利，上背部的肌肉会更加紧张，也更难放松。

　　此外，许多成年人的踝关节存在屈曲能力受限的问题，而屈曲能力会决定人们能否完成下蹲。鞋跟过高会使踝关节更难屈曲。

---

[1] 　参见[法]贝娜黛·德·嘉斯奎、[法]蒂埃里·马克：《我的宝宝后脑勺不平》，巴黎：Albin Michel 出版社，2015年。

前置的鞋跟

将有跟的鞋子调转方向，然后脚踩在鞋子上，使脚尖高于脚后跟，每天踩几分钟，这是十分有益的练习。这个方法有助于屈曲踝关节，并迫使身体向前复位。如果静止站立时出现躯干后仰，即肩关节所在的垂直面位于髋关节后方且胃部凸出（这种静态姿势在男性中更为常见）的不良体态，就可以进行这一练习。人为地创造向后的不平衡，此时身体会自动复位。该动作可以使腓肠肌得到充分拉伸，这是非常有益的，但需要循序渐进地练习。

在法国可以买到一种厚底保健鞋，据称它有促进血液循环和缓解大腿蜂窝织炎的功能，很受欢迎。

当然如果你的踝关节柔韧性很强，那么这种调整除了让踝关节屈曲程度变大之外，不会有其他效果。无法通过调整脚部来矫正姿势的人群更应重视这个问题。

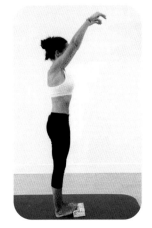

为了让身体向前复位，需要让脚趾高于脚后跟

● 反之，过于肥大平坦且鞋底坚硬的鞋子不利于行走，如果长期穿这样的鞋子，足弓也会变得更加扁平。

需要注意的是，在很多传统文化里，人们习惯光脚走路（在室内时不穿鞋），或经常穿软底鞋，尤其是敞开式、不裹脚的人字拖，这些方式都能够锻炼足弓。

搬运重物

过去人们大多用肩背扛起重物，孩子们会背着大书包，肩带牢牢地系在背上，学校里也提供书包存放柜。不过迈入神奇的信息时代后，这些情形便很少见到了。

在很多国家，人们仍然习惯用头顶重物、用扁担肩挑重物（亚洲人）、用布条将物品绑在头顶来搬运（北美印第安人、夏尔巴人），孩子们则用背部扛着货物。

当货物较重时，灵巧的独轮车就派上了用场。人类最早发明的自主移动工具——自行车也能让下肢发力更加平衡。

人们通常会将婴儿背在背上，而等孩子长大一些后，就会用背带吊住自己的一侧肩膀，而将孩子放在另一侧的髋关节处。早期的婴儿车高度较高，还带有车把，人们在推车时能保持身体直立，双手高度与胸部齐平——这也造就了英国护士们优雅的气质。

新生儿护理

其实我们的育儿法常常忽视正常的人体构造。

- 除了气候特别炎热的国家，在传统观念里，人们会将婴儿背在背上用襁褓裹起来，保持婴儿双腿伸直，双臂交叉放在胸前或是顺着身体方向摆放。母亲侧躺喂奶时，在婴儿身下垫卷起来的毛巾，这样便不用担心婴儿会向前或向后翻转，而且有助于给婴儿提供身体支撑和保持呼吸畅通，从而促进血液循环和消化。

婴儿只有在平躺着睡在坚硬的床垫上时，脊柱才会保持笔直的状态，这种错误姿势与被抱在母亲胸前享受轻抚或是被侧抱着的姿势完全不同。

因此，那些可以让婴儿像在躺椅上一样仰卧的床垫并不利于婴儿的伸展，甚至还会造成头部后仰，增加发生斜头畸形的风险。

- 在热带国家，人们习惯用双臂托着婴儿，托住婴儿臀部和背部中间的位置，让婴儿贴着大人。这种姿势对婴儿的生长和良好直立大有裨益。刚离开羊水的婴儿身体柔软，无法承受成人能适应的重力作用，作用于身体的重力会对脊柱和内脏发育产生巨大压力……

在当今这个"虚假舒适"泛滥的世界里，你或许会将襁褓视作一种无法忍受的约束。然而，虽然婴儿在襁褓中不能动弹，但他们却很享受蜷缩在狭小的空间里。

● 很多母亲在做家务时，会将婴儿放在背篓或是大盆里，让他们挺直背部坐着。等婴儿足够健壮时，大人们就会把他们背在背上（保持蹲坐姿势）。此外，我们会在婴儿坐下时让其背部有支撑（婴儿安全椅、折叠躺椅、休闲躺椅、婴儿摇篮），但这种过于舒服的姿势会导致婴儿在肌肉发育阶段肩关节过于靠近盆骨，身体过度蜷缩，从而增加了发生脊柱屈曲的风险，以及会引发消化问题。

补救措施导致雪上加霜！

帮助背部挺直的方法

使用法兰绒腰带也是一种预防背痛的有效手段。腰带给腰部保暖并支撑人体最能承重的关节，即连接骨盆和躯干的腰骶部。过去，当老人们在田间劳作时，会弯曲髋关节，挺直背部，同时膝盖保持灵活。他们在俯身时从不弯曲背部，其实这是一个简单却有效的体态技能。

怀孕的女性会选择穿上束身衣以防止器官前移。当然，如果拥有具有"束身"效果的肌肉群则更理想。

导致畸形的身体训练

如今，当人们出现背痛且对抗炎药产生耐药性时，就会尝试物理疗法，进行身体训练。理疗和按摩几乎都具有增强腹肌力量的功效。但不幸的是，有些方法有引发器质性损伤的风险，加剧伤痛。特别是有些训练会加重躯干的屈曲，让肩关节靠近骨盆并让头部向后仰。

当疾病恶化或是演变为慢性病时，你可能会穿束身衣让腰部保持不动。穿上束身衣后腰部便无法再向前或向后弯曲，从而迫使髋关节屈曲，但这种方式在预防阶段或许会更有效。

如果上述方法都不奏效，就只能通过手术从根本上固定关节。手术方法可能有安装钢钉、钢棍，甚至切除椎间盘让终板直接相连。简而言之，这将使原本人体活动最频繁的部位不能弯曲。尤其在发力起身的时候，身体不能向前弯曲和拱起背部，只能在背部挺直的情况下屈曲腹股沟——其实这是在预防阶段就应该做的。

但是，骨科手术治疗并不能改善上背部紧张引起的肩关节内扣和含胸体态。身体灵活性受到限制的同时还可能会出现肌肉萎缩，身体前倾也会引起腹部和背部的深层肌肉松弛。

这类保持不动的镇痛法还包括穿日本和服。和服背后的腰带结让背部无法向后倚靠，前面的腰带也会被系得很紧。身着和服的日本女性从前通常都席地而坐，身体不会靠在坐具上。她们的腹部同样也不会变形。随着信息化时代的到来，越来越多的日本女性也开始坐在椅子上了。

岁月的重量压在脊柱上

对我们的祖辈而言，骨关节病可是长寿的象征。在没有发明抗生素、疫苗，医疗手段还不够先进的时代，人们的寿命远不及现在的人。而骨关节病是由关节退化导致的，与年龄增长相关，所以患上骨关节病也意味着年事已高。

"正常"的关节退化

事实上，关节的退行性变化很早便会开始，只是在很长一段时间内不会引发疼痛。关节磨损变严重后会引起骨质增生，原有关节面被增生组织替代，从而引发疼痛，增生组织就像是堵塞关节的"铁锈"。关节越不活动，堵塞越严重，这就是为什么要"除锈"。同时，关节磨损区域也往往分布不均，更严重的地方疼痛反应也会更大。我们可以"溶解"增生的骨组织，将其修理平整。由于病灶位置，有时激光技术能实现这一点。但如果关节支撑不平衡的问题没有得到矫正，病症便很快会复发，因为磨损区域已经变得敏感。

镇痛药能让我们维持正常活动，这很重要，但并不能解决根本问题，而且使用剂量需要不断加大。

显然有些部位比其他部位更容易发生骨质增生……就像一些部位容易产生结石一样。同一受力点的反复活动会加剧磨损。所有的不对称都会导致磨损，尤其是双腿长度不一致或者疼痛不对称。假如一侧膝关节或髋关节疼痛，另一侧就会承担更多重量进行代偿，该侧肌肉会变得更加强壮并维持这样的不平衡。这种不平衡最终将沿着脊柱向上，到达第一个薄弱环节，接着到达第一个活动区。脊柱从尾骨开始，骶骨由5块骶椎融合而成，活动区由此处，即在骨盆和下椎体之间，或在前两个腰椎（L5、S1或L4、L5）之间开始。所有下行至腿部的疼痛（坐骨神经痛或者类似疼痛）都从这里开始。

肩颈部的骨关节病患者通常在20岁左右开始出现症状。我们的头部其实很重，可以向左或向右转，或是随着颈椎弯曲向前低下、向后仰以及左右摆动，这些活动形式也可以相互结合。头部处于躯干这个复杂而精密的结构之外，躯干的脊柱与其他结构相连，控制着整个身体，它让肌群、骨骼结构和内脏处于一种协同或是对抗的状态。而头部则是完全自由的，呈现出某种独立性。因此，椎间盘为人体直立提供了很大助力，这也意味着在直立状态下脊柱承受着颅骨的巨大重量。

我们将在后文中看到，人们会在肩颈放松练习中犯很多错误，同时颈椎也会受到诸如看电脑屏幕、驾车等不同活动中视角和视线位置的影响。

重复不平衡的动作

体形以及所从事职业的日常动作不同，身体各部位的受力也不同，但越是在同一部位重复施加压力且没有反方向补偿动作，就越会加剧身体的不对称。我们往往更擅长用某一侧手臂提重物，而用另一侧时则会十分费力。

大多数情况下，我们会用身体一侧提重物（例如行李箱），用另一侧向上托举（例如把婴儿抱在胸前）。从生理角度看，这是正常现象，但如果长期这样发力，随之而来的就是肌肉不对称。因此，我们需要让两侧交替发力或找到折中的办法：使用带轮子的行李箱、用斜挎的方式背手提包、电脑包和婴儿背带。

运动时也应当确保没有加剧不对称，尽量尝试通过适当的伸展，强化薄弱的一侧来维持平衡。当然，对于专业运动员而言这十分困难，因为有时他们的优势恰恰在于这种不对称性。

我们普通人也会有一条腿承担更多的重量。如果我们在上楼时观察自己的动作，不难发现支撑脚会先迈向下一级台阶（下楼和上楼时一样），另一只脚随后迈出。我们的身体在转向时通常有一侧更灵活，尤其在滑雪运动中。

我们的双脚也有差异，通常其中一只更大，大腿也是如此。

这些生理上的不平衡在维持体态的漫长过程中会逐步加剧，进而会对关节施加压力，产生压迫，最终压力将被转移到脊柱上。

我们究竟为何会背痛？

少数人的背痛是由于先天的异常，这是一种结构性的关节病变。这类情况很少见，医生通常会通过个性化方案进行诊疗，因此它不在本书的讨论范围内。

炎症初期、外伤或退行性病变都可以通过药物或骨科疗法进行治疗。除了炎症或肿瘤外的大部分背痛相关疾病，治疗方案都基于生活方式、身体发力控制、肌肉训练、矫正器或腰带等辅助工具来制定。有时需要手术介入，但也同样需要配合姿态矫正和肌肉训练等方法。

本书想要讨论的是常见背痛的基础康复训练，病情严重的患者也可以参考。

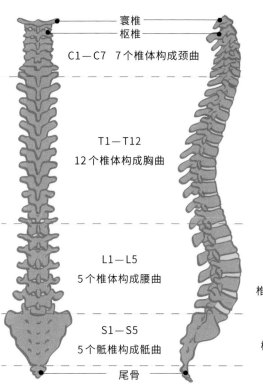

寰椎
枢椎
C1—C7 7个椎体构成颈曲

T1—T12
12个椎体构成胸曲

L1—L5
5个椎体构成腰曲

S1—S5
5个骶椎构成骶曲

尾骨

脊柱

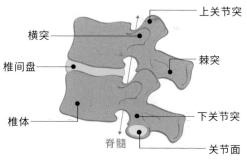

上关节突
横突
棘突
椎间盘
椎体
下关节突
脊髓
关节面

椎间关节

常见病症

剧烈腰痛：伴随着椎间响声，经常发生的剧烈疼痛。通常是突发性的，有时也因为突然发力或错误动作在几个小时内出现进行性疼痛。剧烈的肌肉痉挛会导致背部僵硬、板结，咳嗽会加剧疼痛。此时除了使用肌肉松弛剂来放松肌肉以外，没有其他治疗手段。

坐骨神经痛：背部和大腿位置的疼痛，通常继发于神经根受到的横向压迫刺激。如果是 L4 和 L5（第四和第五腰椎）之间的神经根受到刺激，则疼痛发于大腿、臀部外侧，延伸至脚背和大脚趾方向。如果是 L5 和 S1（第五腰椎和第一骶椎）之间的神经根受到刺激，则疼痛会沿大腿后侧顺着下肢放射至脚掌。如果是 L3 和 L4（第三和第四腰椎）之间的神经根受到刺激，则疼痛多发于腹股沟。

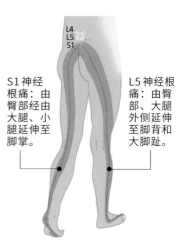

S1 神经根痛：由臀部经由大腿、小腿延伸至脚掌。

L5 神经根痛：由臀部、大腿外侧延伸至脚背和大脚趾。

疼痛传导路径

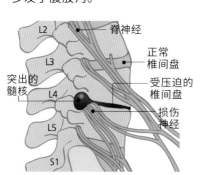

椎间盘突出示意图

椎间盘突出症：部分髓核突出于椎管内，引起腰痛或坐骨神经痛。

骨关节炎：主要影响椎体后部。骨质增生会导致关节空间受到挤压。

椎间盘退化：椎间盘厚度变薄，受到挤压，失去缓冲功能。主要原因是衰老。会随着椎间盘含水量下降（久坐、血流不

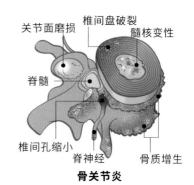

骨关节炎

畅、椎间盘同一部位长期受挤压）而加剧。

椎管狭窄： 存在先天性因素，尤其是颈椎管。骨关节炎会导致骨质增生，使得椎体和骨突之间的空间变小。增生一旦形成，将很难治疗。

脊椎滑脱： 上方椎体向下方椎体滑脱，通常是第五腰椎移位至第一骶椎，在连续的脊柱上形成一个"洞"，这与驼背不同（影响 2～3 个椎间盘的脊柱前凸）。过度伸展的运动诸如举重和体操很容易引发椎体滑脱。

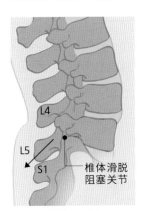

脊椎滑脱症

脊柱侧凸： 脊柱侧向偏移，呈 S 形和驼背，向前俯身时更明显。该病症始于孩童时期。生长发育迅速的青春期是高风险期。脊柱侧凸本身并不会引起疼痛，但其导致的不对称会诱发其他部位的问题（如骶髂关节疼痛、假性长短腿等）。

炎症性关节炎： 夜间疼痛，与发力无关。疼痛区域有灼热感，常伴有发热。通常采用药物治疗。

强直性脊柱炎： 炎症疾病，受遗传因素影响，间歇性发作，多表现为夜间疼痛。可能会发展成关节畸形。

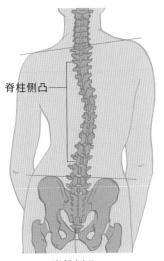

脊柱侧凸

骨质疏松症： 骨质流失，导致骨组织的破坏速度超过再生速度。这是一种老年疾病，和视力下降一样不可避免，还会受激素变化（尤其是更年期）、久坐（血液流通不畅）、低钙饮食、缺乏维生素 D（锁住钙质的维生素）、缺乏光照、长期使用药物（如可的松）等因素影响。骨质流失可能会导致骨折（股骨颈、手腕等处），特别是椎体骨折，产生的疼痛非常剧烈，会阻碍身体进行任何动作。骨质疏松症是椎体压缩和身高下降的原因。

遵循生物力学

常见的背痛通常源于不良的静态姿势或发力方式，可以通过调整姿势、调节肌肉平衡、拉伸和静态姿势练习等辅助手段缓解。因此，首先需要理解日常姿势中身体各部位的基础位置和主要动作的生物力学原理，识别杠杆臂和脆弱区域，保证日常活动符合生物力学的常识与逻辑，避免进行不恰当的身体训练，以免加剧背痛。

挺直背部的原理

背后的敌人

脊柱仿佛一棵奇怪的树，随着生长逐渐挺拔，但前侧会承受更大的负荷。

正如树木的根基要比树梢更大一样，对于一座拔地而起的建筑，地基往往也比楼身宽阔。骶椎是一个整体，其间没有关节，从而为身体提供了牢固的基础。腰椎比胸椎更宽。

与树木不同，脊柱生长在躯干后侧，内脏、胸腔都悬挂在前侧，呈自然下垂状态，这使得脊柱不得不进行代偿。悬挂的双臂在抬手、抓握物品时会根据牵拉的幅度给背部施加不同程度的压力。若腹部向前凸出则会加剧脊柱后弯，如果肩关节内扣则会加剧脊柱后凸。

从力学角度看，背部应当像被风吹拂的树和侧倾的船只一样，自然且均衡地前倾以保持平衡，类似于四足动物。脊柱的灵活性能够抵消水平方向上的牵引力，而代价则是承受巨大的压力和面对不断升高的患病风险。

纵观人类从生到死的历程，我们会发现，挑战无非是先挺直承重的脊柱，而后在脊柱生长和老化的过程中防止其弯曲。为了使人体保持直立，脊柱需要抵抗前倾的趋势。脊椎的结构让椎体之间形成活动区域：在骶骨坚固的基础上，有灵活的腰椎区域——**腰骶关节**，它让人能够俯身朝前弯曲身体；还有第二个活动区域——上背部，即颈部；第三个活动区域则依靠颅骨，它为头部的各种活动提供了可能。

显然，脊椎的这些区域存在着不平衡、不对称、磨损和椎间盘压迫的风险。

对抗重力

重力会将躯干向前和向下牵拉。当人体处于坐姿或直立状态时，腰部主要的承重椎体为L3、L4、L5和S1，胸椎和颈椎也会受到影响。如果我们不努力挺直背部而放任重力作用，那么身体就会出现畸形：颈椎、腰椎前凸以及严重的胸椎后凸……我们会像一只站立的骆驼，而非像古希腊、古埃及的雕像一样身姿挺拔。

因此，需要使一部分肌肉参与对抗重力以维持背部挺直。这部分肌肉会下意识地持续发挥作用，无须收缩就能让身体保持平衡与连续性，而不是短时间发力挺直背部。这种短时间的发力会让人精疲力竭且毫无作用，很快你就会放弃。

对抗重力的肌群让我们在大约1岁时学会站立，此时颈部、上背部的肌群已经发育到能支撑头部以及让我们坐下，腹部的肌群（横向肌肉）、下背部肌肉、腿部股四头肌等也已相继发育。

如果背部能够保持挺直，肌肉就能提供足够的张力，防止椎体终板向前滑动，以保持合适的椎间距，从而让椎间盘免受挤压，避免关节磨损。只有足够的保护肌群才能达到这一效果，这意味着最深层的肌群（多裂肌、腹横肌）必须形成一个维持脊柱稳定的"保护套"，以支撑脊柱，避免脊柱随关节弯曲。脊柱就像寓言故事中弯曲但不折断的芦苇。

如果没有肌张力，脊柱前倾会导致腹部生理性肿块，腹直肌分离和腹横肌松弛。内脏则会不受控制地向前、向下分散开，加剧脊柱畸形。

当新生儿肌肉还不够健壮时，他们无法挺直背部，在坐姿时下腹部凸出。因此，新生儿不应采取坐姿，除非有父母的手臂或是牢固的褓襁作为支撑。

年迈的老人由于肌张力丧失，也会出现布娃娃般的姿态，腹部凸出。

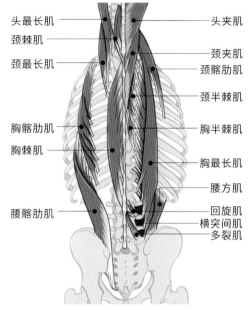

头最长肌	头夹肌
颈棘肌	颈夹肌
颈最长肌	颈髂肋肌
	颈半棘肌
胸髂肋肌	胸半棘肌
胸棘肌	胸最长肌
	腰方肌
腰髂肋肌	回旋肌
	横突间肌
	多裂肌

稳定脊柱的深层肌肉解剖示意图

实际上，脊柱前倾和向前弯曲本身就有风险。内脏位于脊柱前方，头部也更偏向身体前侧，因此它们一直有前倾的趋势。如果头部向后仰，头和脖子会自动形成很大的仰角，这是很危险的，容易导致颈部扭伤。因此，当头向后仰时，反射作用会让头向前复位。如果我们长时间仰头观察空中的飞机，可能会陷入晕厥：这是身体的自我保护机制，防止大脑长时间供血不足。我们也会告诫母亲：永远不要让婴儿的头向后仰，因为他们无法自主向前复位。

事实上，让头部保持在肩关节正上方很难。

脊柱"保护套"的重要性

我们可以采取两种方式挺直脊柱：

● 把脊柱视作整体，以髋关节为轴将其抬起、竖直，就像把一座坚硬的雕像从基座上抬起摆正一样；

● 保持背部放松，从顶部向斜后方将脊柱一节一节如同铰链一般拉起来。

这个动作与上一个动作相反，人体仿佛是一个没有关节的提线木偶。使用这种方式起身时会先让腹部向前推，让腰部后弯，随后再抬起头部。中背部会比腰部和颈部更饱满，呈现出人体正常的曲度。

然而，受重力影响，任何坚固的结构其实都无法阻止人体向前倾倒的趋势。脊柱的形状、棘突和高强度的韧带又限制了后仰的程度。只有腰部、背部和颈部的连接关节中断了脊柱的延续性，因而它们也成了背部这一强健整体中的薄弱部位。

值得注意的是，这些关节的前侧并没有支撑脊柱的骨骼结构，如腰椎的前侧是腹部，颈椎的前侧也没有任何坚固的结构。

对于需要经常活动的关节而言，这种连续性和坚固性的缺失带来了一定的风险，因此它们需要"戴上保护套"。"保护套"指环绕腹部和背部一周的带状肌肉群，就像包裹电线的套管一样，让电流通过且避免短路。

回溯生命历程

婴儿学会站立主要有两种方式：

- 双手双脚着地，臀部向斜后方伸展直至双手脱离地面支撑，双腿持续发力。以髋关节为中心先抬起臀部，再向上抬起躯干，随后再抬起头，这就像把雕像摆正一样。
- 跪姿下，身体已经垂直于地面，一只脚放在身体前方，腿部发力站起来。这种方式需要更多的股四头肌的力量。

婴儿的脊柱并不是正弦曲线形，而是像鸡蛋一样，背部是一条连续的曲线，髋关节屈曲，大腿朝向腹部。子宫的形状塑造了这种形态，防止婴儿在腹中展开身体，这也符合空气动力学的特点，确保在临近分娩时婴儿可以随时准备好脱离母体。分娩时，婴儿的头部会向内收拢蜷曲，像在混战中的橄榄球员一样，起到了良好的保护作用。

看婴儿俯卧的姿态，他们就像一只趴下并伸直后腿的猫。

婴儿的四肢相对于躯干和头部来说很短，这使得他们不容易站起来（鸡形目鸟类的腿也很短，但它们的躯干是水平的，足也很宽）。

由于婴儿的身体前后侧负荷不平衡，特别是相对于支撑躯干的四肢，腹部的体积较大，他们并不能完全展开腰骶区域。但婴儿可以将双手撑在家具上，再屈曲髋关节，随时蹲下或是双膝着地。渐渐地，他们会像走钢丝的杂技演员一样张开双臂，肩关节向后伸展着走路，腹部向前推出，而跌倒时也往往是臀部先着地。若婴儿可以保持这种向后伸展的姿势，就能像企鹅一样走路了，行走时重心由一只脚移到另一只脚，双脚大大分开以增强稳定性。

只有当婴儿的双腿能伸直站立时，髋关节才能打开。俯卧伸直双腿时也能打开腹股沟。不论是俯卧位还是站立位，婴儿的脚越能发力，股四头肌就越能得到更多锻炼，这对于日后的行走是必不可少的。体重较重的婴儿开始走路的时间往往会比瘦小的孩子更晚一些（男孩或女孩都是如此），这种微小的差距会持续一段时间。

之后，幼儿的双腿会快速生长，身体比例也越来越接近成年人。如果幼儿在站立时未展开髋关节，身体就会弯曲来进行代偿（代偿性的脊柱前凸和后凸）。

到了7岁左右开始懂事的年纪，孩子就能像大人一样用一只手触碰另一侧耳朵，此时头部与四肢的比例更协调。然而，他们若是还想像婴儿时一样吮吸脚趾，就会愈发困难。

很快，孩子就无法在坐姿下自然地挺直背部，而是会拱起下背部，起身时脊柱则会向后弯曲。他们不能再自如地开合已经定型的髋关节，其功能由脊柱替代。

人类始终是唯一能完全站立的动物。尽管狗也可以凭借后腿站立片刻，但由于其腹股沟不能伸展，站立时间无法持续很久；猴子能时而四脚着地，时而站直，但它们也未能完全实现站立。能朝向天空昂首站立，以挺拔的身姿直面挑战，这可谓人类独有的特征。

承受时间之重

人类寿命越来越长，因此需要保持与寿命相匹配的生活自理能力与活动能力。我们可以利用先进的医疗资源、舒适的起居设施与丰富的食物，尽可能地维持站立的能力。

尽管我们常常能通过手术摆脱拐杖，比如接受髋关节置换术，但退休后的生活往往并不符合生物学规律。单人扶手沙发、床、健身训练并不适合高龄者，甚至比年轻人更不适合。养老院里的老人们坐在扶手沙发上的情景更是让人倍感难受：能放松背部的护具和腰带都被收走了，但尿布却还留着！

> **建议重拾拐杖**（两根拐杖更佳），尽可能挺直背部行走，不强求进行有氧运动和娱乐活动。遵循同样的拉伸、锻炼和放松的原则。不论年龄几何、身体状况如何，读者都能在本书中找到许多能做的练习，它们简单、易操作且能带来愉悦感。

身体训练中的错误理念

如果根基不稳，所有挺直上背部、抬起手臂的练习都有可能导致脊柱后弯和腹部前凸。练习和运动也并不能在保持脊椎正常排列的情况下矫正骨盆并提高其稳定性。杠杆臂越长，负荷越重，风险也越大。下文我们将再次谈到，腹部和臀部的练习、单车练习、负重和哑铃训练都可能变成破坏式的训练……腹部越重，前凸趋势越明显，腰部的曲度则越大，这又会进一步加剧腹部前凸，从而形成恶性循环。

同时，我们的自由主义教育观念也放弃了旧时的纠正指令："站直、收腹、挺胸……"如今我们不再做"体操"，尤其是"矫正体操"，转而开始健身，用诸多方法进行力量和拉伸训练。为了矫正夸张的身体曲线，我们加入精心设计的复位课程，并在课程中反复练习，甚至还可能用到"高精尖"的设备。

我们错误地认为：训练时越是疼痛、艰难，效果就越好，因为这说明身体需要训练并且这些训练"有效"。

被误解的呼吸

在健身房，扩音器里播放的是什么？呼气、收肚脐、吸气、扩胸、腹部收紧……然而，试图通过收缩肚脐来"收腹"并非一个好方法。这种收缩与身体整体的肌张力不协调，它仅仅是一种阶段性收缩而不是平直性收缩，维持时间短且不能矫正体态，还会引发呼吸不畅，对骨盆产生压力，这比疼痛更加糟糕。这种收缩如同在腰部系了一根很紧的腰带，向下压迫内脏，妨碍膈肌抬升。

增强腹肌：适得其反

随着时间的流逝，人体逐渐停止生长，很多人在损害背部健康的座椅上长时间保持不良坐姿。由于缺少限制腹部前凸的力量，我们的肚子开始变大，消化功能变得不佳，肌张力也开始丧失。当身体不能维持脊柱的高度时，就会增加脊柱厚度。

对于女性而言，妊娠、负重和停止体育运动通常都关乎母亲及职场女性的双重角色，这成了女性腹部松弛和背部问题的源头。

于是我们开始去健身房锻炼腹肌。但基于一系列前屈动作的腹肌训练（如仰卧起坐）是反生理且反逻辑的。

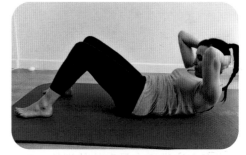

1 破坏性的仰卧起坐

我们试图弥补经年累月的背部弯曲所造成的伤害，但方式竟然是让脊柱弯曲得更夸张……我们不仅不遵循背部的自然曲线，还创造了一个反曲线，将腰椎间盘向脊柱前方挤压，这种危险的训练方法会导致腰痛和坐骨神经痛。

腹部前凸会导致骨盆前倾，这也会加剧不良坐姿导致的臀部松弛。这时如果做腹部-臀部训练，以抬高一条腿到骨盆上方的姿势来训练，会加剧脊柱后弯，挤压腰椎间盘，腹部也会前凸，臀部难以得到锻炼，脊柱仍然会弯曲。

这些弯曲是躯干和双腿这样的大杠杆臂运动所造成的。

我曾批判过这些损害背部和盆底健康的行为，它们不会锻炼出合格的腹部（柔软、会呼吸且强健）和充分发挥功能的盆底（能够收放自如），也不会塑造出紧致的臀部，还会徒增诸多痛苦且有损健康！

然而这一切都源于缺乏充分的认知，身体没有得到必要的保护和重视。不过这并不意味着我们要苛责自己，而应当引导和激励自己去对抗身体自然而然的惰性。

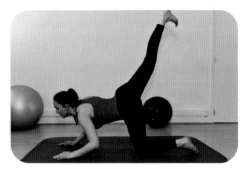

1 错误的腹部 – 臀部训练

错误姿势之争：所谓的"自然曲线"

◻ 过度后弯

我们常常听到这样的评价："你的腰部曲度太大了"。这些评价通常针对脊柱柔韧性很好的女性，尤其是在妊娠期及分娩后数月间的女性。的确，这一时期女性体内会分泌松弛素让关节（特别是骨盆处的关节）的活动度增加，以便分娩时胎儿可以从如同闸阀一样开合的骨盆中出来。

◻ 过度"不弯"

近年来观念发生了翻天覆地的变化，人们开始遵循自然曲线，不再试图"矫正"骨盆：一切司空见惯，不必矫正脊柱后弯。

然而**"自然曲线"的拥护者们**似乎忽略了重力、衰老与骶髂关节，他们也肯定没有照料过孕妇，因为仰卧的孕妇很快就会出现骶髂关节疼痛。当躺在护理台或毛毯上的孕妇想要变换姿势时，往往会遭遇剧烈的坐骨神经痛（参见第98页的"真假坐骨神经痛"）。

同样，几乎所有在手术后保持仰卧姿势且没有进行调整的病患，在镇痛药失效后都会出现持续数周的背痛或骶骨疼痛。

在日常生活中，重力会加剧每个人的身体屈曲。当重力作用于肩关节时，会让人的目光向下，并使之成为一种经常性的姿态。重力还会让身体趋于不对称，导致脊柱偏离原位。

如果我们不主动对抗重力，脊柱的曲度就会增加，腰部那手风琴似的褶皱会逐渐"固化"，使得椎体表面或关节面滑脱而压迫椎间盘。

若对抗重力的肌肉活动不复存在，久而久之，人体的血液循环就会变差，由此带来骨骼的更新变缓和椎间盘的水合作用丧失，从而增加椎间盘突出、骨质疏松和椎体压迫的发生风险。孩子们朝着天空生长，而老人们朝着大地萎缩。长期卧床不起的人因为缺少足够的活动量，在肌肉萎缩的同时骨密度也在降低。

我们应当自我保护而不应放任自流，过去的人们深谙这一点。

大地总是处于低处，因此学会如何弯腰非常重要。印度和北非马格利布的按摩师会避免蹲在地上进行按摩，从而保护背部。传统的按摩可谓真正的正骨疗法，甚至可以看作没有针的针灸疗法，而不像现在的按摩——追求的是舒服、享受。传统按摩除了能让身体稳定复位，往往还能起到保持身体灵活性、提高免疫力和提升身体能量的功效。

身高测试

让背部挺拔的唯一方法便是拉伸，将腰部的褶皱撑开，让肩关节远离骨盆，这还有助于促进生长。这个方法合乎逻辑、效果显著、客观且符合力学。

在身高测量仪上测量身高时，你可以试着将腰部拉伸、展平，同时挺直上背部，这个动作能提高胸部且起到收腹的作用，并能让脊柱的曲度减到最小，头顶尽可能达到最高点。

在拉伸身体的过程中，脊柱前凸程度会大幅度减轻。此时上背部仍然可以贴靠墙壁，双肩远离骨盆，腹部内凹，胸部抬升，双肩舒展，头部顶着身高测量仪，下颌内收，颈纹也随之消失。

这一切会随着身体的舒展而自然发生。

让肩关节、骨盆、头顶以及脚底拉开距离的动作能缓解脊柱前凸，拉直"正弦曲线"。同时身体前侧也得以舒展，胸部抬升带动膈肌上升，为腹腔内脏留出空间，也使内脏更加靠近背部，而不是悬挂在腹腔内靠前的位置，这也为膈肌的上下移动清除了阻碍。

在妊娠晚期，这一点尤为关键：我们只能通过挺直脊柱来提升胸骨、展开肋骨，从而为内脏腾出空间。如果子宫无法向上舒展，就只能前移或下垂，这会引发背部、骨盆和腹部的疼痛，甚至导致腹直肌分离（腹直肌异常地向两侧分开）和器官脱垂。如果脊柱向前弯曲，上背部后拱，就会导致短而浅的胸式呼吸，甚至会引起胃食管反流、胃部灼烧和腹部紧张。

通过舒展脊柱，其他部位都能复位，并且呼吸和肌肉收缩不会受阻碍。

我们需要紧张的背部肌群来对抗重力，然而这种对身体有益的肌紧张在一开始会令人疲惫。

当然，脊柱舒展后，骨盆也不再前倾，它像一个半球一样以股骨为轴线转动。骨盆会保持在略微后倾的位置，但无须通过收缩腹直肌来实现，这也正是身体舒展和呼吸顺畅的关键。

骨盆位置的误区：混淆拉伸与压迫

▢ 腹肌变成"假朋友"

为了不让脊柱后凸，常见的错误是让骨盆后倾来矫正弯曲的背部。这是通过收缩腹直肌来实现的，这条肌肉连接骨盆（耻骨支）、胸骨以及下肋软骨处。

当我们收缩腹直肌时，肌腱距离缩短，使得骨盆靠近胸腔，于是骨盆在改变角度的同时也会引起脊柱的变化。椎体前部闭合，椎板前端压缩，后端拉伸，构成反曲线，此时椎间盘前部受到压迫，髓核会在有限的空间内移动。脊柱前凸会使得腰椎的髓核向前移动。

突然改变脊柱弯曲方向而带来的这种对髓核的挤压会产生极大风险。大多数**腰痛**都是起身时发力不当导致的，比如在身体向前弯曲的姿势下负重起身。

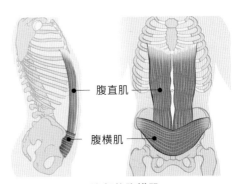

腹直肌

腹横肌

下腹部的腹横肌

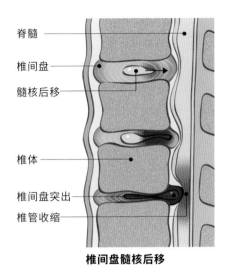

脊髓
椎间盘
髓核后移
椎体
椎间盘突出
椎管收缩

椎间盘髓核后移

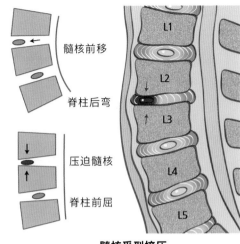

L1
髓核前移
L2
脊柱后弯
L3
压迫髓核
L4
脊柱前屈
L5

髓核受到挤压

正如我的瑜伽老师雅克·蒂博（Jacques Thiebault）所说，借助收缩腹直肌来让骨盆复位如同"用衣领夹住内裤"。这个动作产生的效果与伸展脊柱以及保证腰部椎体空间的目标南辕北辙。

伸展脊柱后侧并非意味着要挤压前侧，因此不要收缩腹直肌。

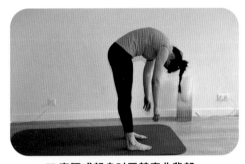

❶ **弯腰或起身时严禁弯曲背部，尤其是在负重的情况下**

□　**混淆屈曲和挤压**

我们的脊柱不是扁平的尺子，躯干也不是平直的。通常人体的枕骨突出，颈部凹陷，上背部略微呈弧形，腰部向内凹，骶骨或多或少地隆起。

正常情况下，存在着不同的遗传形态：

● 非洲人枕骨明显，轮廓分明，脊柱后凸程度不大，骶骨凸出，因此臀部相当有立体感。人们说非洲女性的脊柱后弯程度很高，但事实上这是她们的骶骨形态给人的错觉：她们的身体过度伸展，即后背处于舒展（拉伸）状态，形成连续的曲线，造成胸部和臀部的位置偏高。当她们席地而坐，双腿平放在前方时，她们的背部就是完全平坦的；当她们俯身且双腿伸直时，背部仍然笔直。非洲的婴儿可以仰卧在母亲的背上睡觉，而不是像法国婴儿那样趴在上面。

● 亚洲人背部和后脑勺都很平坦，脊柱前屈、后弯、骶骨突出的程度都比较低，也少有特别丰满的臀部、明显的腰部和髋部。人们穿着的衣服也与身形契合。

● 欧洲人的体态则介于二者之间，有一些个体差异。欧洲人出现圆肩和腰椎过度后弯的概率高于亚洲和非洲人。肩膀和腰椎的两条曲线相互呼应，二者会自然地屈曲。

骨骼的形态决定了当脊柱平放在地上时，它就像一根多节木棍，不会完全平整地贴地。但脊柱并未屈曲，它始终稳固且保持着原有的长度。我们无法刨平脊柱上的骨突，只能让其尽量舒展，保持有益健康的连续性，防止头部前倾、后仰，避免腹部前凸使得腰曲过大，或是通过收缩腹部、拱起背部的方式来消除平躺时背部和地面之间的空隙。这就像如果我们想要熨烫织物，应当将其展开，而不是将它卷起来一样。

波浪形的绳子与绷直的绳子

如果想将一个拱形的空隙压平，通常有两种方式：固定一端、拉伸另一端，或同时拉伸两端。

对于脊柱而言，如果肩关节固定，则需要向骨盆方向拉伸；如果骨盆固定，则需要向肩关节方向拉伸。颈部会随动作自然拉伸。

后面的章节将展示具体的动作。

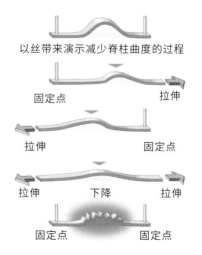

以丝带来演示减少脊柱曲度的过程

固定点　拉伸

拉伸　固定点

拉伸　下降　拉伸

固定点　固定点

■　**混淆骨盆后倾与骶骨反转①**

这是骨盆正位的基本知识点：**不能混淆骨盆后倾与骶骨反转。**

不少教练对骶骨反转这个专业术语（参见第44页）不甚了解。这一术语对于产科专业人士而言理应是基础概念，因为回转与反转这两个骨盆运动对分娩至关重要。但仍然有很多产科医生认为骨盆并不能

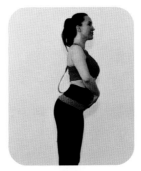

骨盆前倾

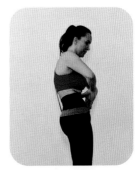

■ 错误示范：收缩腹直肌来实现骨盆正位

移动，甚至有人认为骨盆限制了骶骨和骶髂关节的活动。

而大多数人则混淆了骶骨反转和骨盆后倾的概念，这会导致严重的后果。

在下一章里，我们将展开讲解这一主题。

如何防止骨盆前倾？我们已经知道错误的做法是收缩腹直肌来实现骨盆正位。

如何防止骨盆前倾

为防止骨盆前倾，站立时须双脚放平，保持身体高度，尾骨向前。这个动作由盆腔区域的耻骨直肠肌来完成。

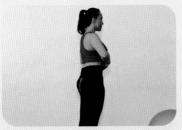

正确的骨盆位置：将图中粉色丝带代表的耻骨直肠肌向两端拉伸

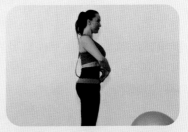

背部和身体前侧伸展并保持平衡

---

① 骶骨反转（contre-nutation）又称骶骨反转运动或反章动，与之相对的是骶骨回转（nutation），又称骶骨回转运动或章动。——编者注

训练中的其他常见误区

▫ 混淆伸展腹股沟与伸展脊柱

我们背靠墙站立时，如果背部没有充分伸展，腰部是无法贴靠在墙壁上的，只有屈膝，才能让背部的曲度变小。当屈膝到最大程度，即蹲下时，背部曲度会完全消失，此时的髋关节像婴儿时期一样屈曲。

而当我们起身伸直双腿时，腰部的凹陷又会重新出现。这是因为实际上我们并未伸直双腿，而只是像展开一把折叠刀一样伸展了腹股沟。我们的双腿只是略微伸直，接着开始收缩位于肾脏位置的背部肌群。

对于腰肌很短的人，如果腹股沟无法实现完全伸展，在这种情况下**膝关节最好不要完全伸直**，可以通过后文的姿势来伸展膝盖，防止腰曲过大。最后一章有拉伸腰肌、伸展腰部的一些练习。

这一原则贯穿本书，也是我在课堂上反复强调的：**弯曲你的膝盖，而不是弯曲你的背！**

当折叠腹股沟区域时，要避免胸腔朝下和肩关节内扣，这些错误都源自腹直肌的错误发力。这在日常生活中也时有发生：例如俯身穿鞋时，将膝盖抬至胸口；在躺下时让大腿靠近腹部。这些动作都是通过收缩腹直肌，缩短肩关节和骨盆之间的距离来实现的。

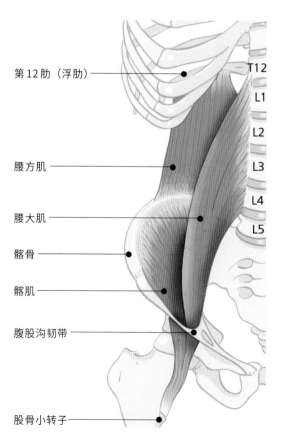

第12肋（浮肋）——   T12
L1
L2
腰方肌 ——   L3
L4
腰大肌 ——   L5
髂骨 ——
髂肌 ——
腹股沟韧带 ——
股骨小转子 ——

腰大肌、髂肌和腰方肌

　　实验：身体靠墙，双脚稍稍置于墙面前方，肩关节始终贴在墙上。保持抬头姿势，屈膝抬起膝盖靠近腹部，但尽量不改变背部状态。这一动作并非人体的自然状态，做起来会有些困难。

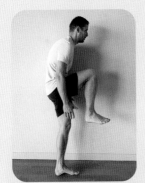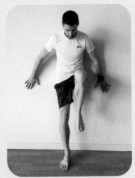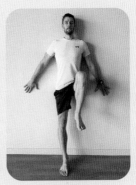

　　错误示范：肩关节和骨盆靠近　　　　　　正确示范

☐ 混淆拉伸背部与向后弯曲脊柱

　　既然身体能向前拉伸，那同样也能向后拉伸。但我们应当避免下面这种想法：如果脊柱看上去是饱满的，就是好的，如果某个动作让脊柱凹陷了，就是危险的。猫和狗在伸展背部时不会将背部拱起来。因此，如果在肩关节和骨盆之间的距离不变，即身体没有弯曲的情况下出现了凹陷，那么这就是自然的，能够防止脊柱变形。

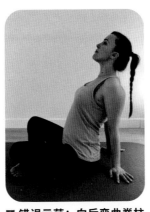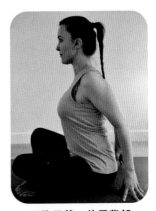

　　错误示范：向后弯曲脊柱　　　　　正确示范：伸展背部

3

平衡身体后侧和前侧的
另一种方法

看一看用于解剖教学的悬挂式人体骨骼架，你就会注意到身体后侧原本就比前侧短，骶岬位置比耻骨高。因此，应当通过拉伸脊柱让骨盆复位，从而平衡身体的前侧和后侧。

与其收缩过长的部分，不如伸展过短的部分

错误的练习方式

- 放任身体继续受到重力影响，腹部前凸，背部肌群萎缩——这也是"自然曲线"拥护者的论调；

- 通过收缩腹直肌来缩短身体前侧，从而让耻骨接近骶岬线，身体前倾。短时间的剧烈收缩会导致身体出现反弓状态。我们的身体向更短的一侧弯曲，导致内脏受到挤压，人体的高度降低，厚度增加。此时我们呼吸受阻，趋向于婴儿的姿态。错误的平板支撑练习往往基于这种模式。这种错误的练习方式在发力时会给身体带来很大损伤，也会加剧骶髂关节问题。

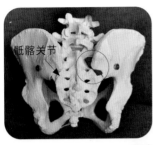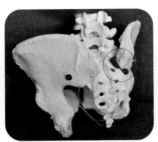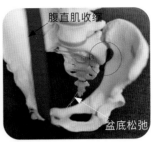

腹直肌收缩导致骨盆后倾：压迫骶髂关节

从"常识"出发

与上面的方法完全相反，我建议下面这些与人体力学相符的锻炼方法：

- 延伸身体曲线，拉伸背部以平衡身体前侧和后侧的长度；
- 让躯干的高度增加，厚度减少，为内脏留出向上和向后的空间，强化背部和腹部肌群的保护功能；
- 保持腹式呼吸，向身体伸展的方向发力。

这一系列动作需要借助**背部和身体前侧之间**的盆底肌群，协调身体前、后侧来实现伸展（参见第65页"保持骨盆位置正确"）。

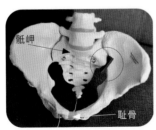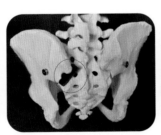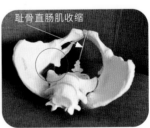

骶骨反转：收缩耻骨直肠肌使尾骨向前，从而放松骶髂关节

盆底肌群：挺直背部的关键

解剖学课本、体态教学与运动训练时常忽视盆底肌群，然而这一区域是伸

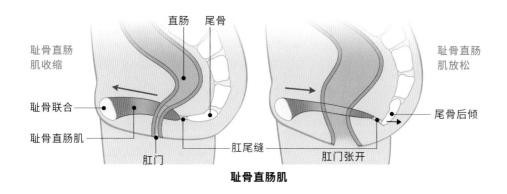

耻骨直肠肌

展背部的基础。在背部和身体前侧之间有一块非常重要的马蹄形肌肉：耻骨直肠肌。其中一条从耻骨延伸至尾骨，绕过肛管后侧，与另一条耻骨直肠肌相连。

尾骨是脊柱的末端结构，通过骶尾关节与骶骨相连。它和肛管之间，存在一个无弹性的结构，即肛尾缝。耻骨直肠肌收缩，将肛管向耻骨方向提拉，同时带动比耻骨低的尾骨。尾骨移动的方向是向前和向上。当关节移动达到最大幅度时，骶骨将被带动。

> 当我们摔倒且臀部着地时，尾骨通常不会主动移动。这种情况下，盆底肌群将会收缩，直接带动骶骨。

骶骨反转

骶骨反转涉及构成骨盆的骨骼，是骶骨和髂骨之间的运动，而**非骨盆和腰椎之间的运动**。正是这种相对"闭合"的骨盆运动，使盆底肌群处于一种紧张状态。在动物身上，就是"把尾巴夹在后腿之间"[①]的姿态。

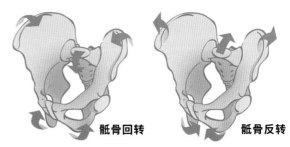

骶骨回转　　　　**骶骨反转**

---

① 见［法］帕特里斯·蒂里耶："骨盆的人类学：分娩中的骶骨回转与反转"，里昂第一大学3D视频；［法］阿达尔贝·易卜拉欣·卡潘德吉：《什么是生物力学？》，蒙彼利埃Sauramps出版社，2011年。

这个动作使内脏向内、向上移动。如果配合呼气，随着膈肌的上升（假设肩关节与骨盆之间保持伸展，留出了膈肌的上升空间），内脏将会紧贴脊柱，腹部肌群将在呼气过程中收缩。此时躯干的厚度减小，骨盆将围绕股骨和关节转动，腹股沟以及腰肌也得以伸展。

膈肌的运动

膈肌同样位于身体前侧和背部之间，其后方衔接点远低于前方。呼吸会引起膈肌运动，运动方向与盆底肌群保持一致。

当盆底肌群抬升并开始呼气时，膈肌向上抬升，此时腹腔内的器官会被"吸起"并带动盆底肌群继续提升。由于盆底区域不存在影响运动的"锁扣"结构，非常灵活，所以也有相当大的运动幅度。

吸气时，膈肌下降，腹肌恢复原状，盆底肌群回到休息状态，骨盆趋于稳定。此时不会出现由于腹直肌收缩，骨盆倾斜而导致的躯干屈曲。因此，器官位置的稳固是基于伸展-放松状态，而非收缩-缩短状态的。

如果肌肉因收缩而变短，一旦我们放松时，它将不可避免地恢复原状；然而如果我们伸展肌肉使其达到静止时的最大长度，那么它将保持这一状态。

第二章

各姿势下
正确的肢体位置

实用辅助工具

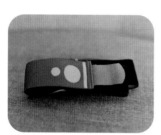
弹力带

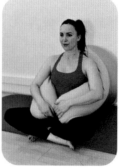
U形软垫

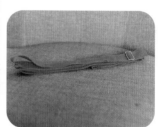
可调节的无弹性伸展带

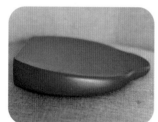
瑜伽正位垫

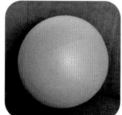
瑜伽球

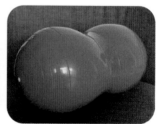
花生瑜伽球

活动骨盆还是
活动腰椎？

不论是在保护背部的日常训练中还是在体育运动中，身体都是通过在各种基础姿势下保持**正确的位置**来维持合适的肌张力。伸展、柔韧和肌肉力量应当有机地结合，这一点可以通过**呼吸**来衡量。腹式呼吸时，腹部向下向内收，此时背部完全伸展且获得有力支撑；如果呼吸的位置提升至胸腔，说明身体某一部位存在着屈曲，稳固脊柱的肌肉保护层断开，身体偏离正位。

不论在什么姿态下，我们都需要让头顶和尾骨之间保持最大距离，确保椎体在各个方向上具有最大间距，使躯干在任何情况下都能**维持高度**。

应当停止通过收缩背部以拉伸身体前侧、压缩身体右侧以伸展左侧、压迫椎体一侧关节面以放松另一侧关节面。我们应使椎体的所有关节面远离其上下相邻的椎体关节面，并且需要有强健的、不易疲劳的肌肉组织来维持关节面之间的距离。

治疗背痛的第一步就是放松身体，让脊柱在承受重力的同时保持肌张力，放松地进行腹式呼吸。我们需要借助一些辅助器具循序渐进地进行拉伸，避免因肌肉紧张而阻碍进一步的训练。

因此，我们首先需要学习基本姿势，了解肢体的正确摆放位置，再在必要时使用合适的辅助器具，从而始终保持正确的姿势并自由地呼吸。

四肢支撑的姿势

在拱背式、凹背式、猫伸展式和下犬伸展式等四肢支撑的状态下进行骨盆翻转练习时，我们会出现很多错误。

错误的动作违背生理规律，因而会对身体造成损伤。只进行脊椎正反向的屈曲无法让椎间盘变得柔软，反而会导致磨损。

起始姿势

我们往往在起始姿势时就开始出现错误。如果你观察猫或狗四肢贴地的姿态，就会发现它们通常俯卧，两只前爪向前、向远伸出。因此，我们也有必要在伸展过程中拉开四肢的距离。

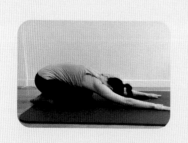

四肢支撑的拉伸

伸展背部，让骨盆和肩关节之间保持最远的距离。

拉开距离：臀部贴靠脚后跟，双手向前伸展至最远处，双膝与骨盆保持同宽。

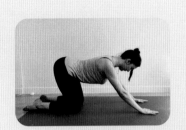

身体重心略微靠后

膝盖和手掌着地，抬高身体，双臂伸直，防止重心前移。将身体重量分摊到双手、双膝4个支撑点以保持平衡：

● 若双手未感觉到负重，说明手的位置过于靠前；

● 若腓肠肌未感觉到负重，说明身体向后坐得太多，此时大腿的股四头肌在承重。

这个动作可以让重力平均地作用于脊柱，因为内脏的重量会均匀地分布在腹腔中，肚脐处不会过于松弛，也没有挤压和额外的压力。

腹部肌群激活后能持续提供肌张力。呼气时，肌肉将内脏收向脊柱方向。此时不是肚脐而是整个腹部向内收，肚脐只是跟随着靠近脊柱。因此，这个动作具有按摩脊柱的效果，也会提升脊柱的灵活性，促进消化吸收和血液循环。良好的呼吸本身就是针对腹部肌群力量的有效锻炼，也是身体伸展的标志。

有论文指出，超声波检测证明，四肢支撑的练习对修复腹直肌分离（即由腹肌松弛导致的腹直肌左右两部分分离）的效果最佳[1]。

相反，如果我们让双手移到肩关节的下方，就像书本上、课堂上、瑜伽和普拉提课程中所做的那样，就会让肩胛区域靠近骨盆区域，让肚脐和腰部形成一个角度。此时腹直肌会向两侧分开，而呼气会加剧腹直肌分离并压迫腰和骶骨。

---

① ［意］卡米拉·博吉斯：《理疗测试》，西皮埃蒙特大学，意大利维切利。

为了更好地理解四肢支撑姿势中身体的重心不应当靠前，可以试试从直立姿态开始弯腰俯身，直至四肢贴地。这时如果不屈曲髋关节让臀部后移，我们就会向前跌倒。如果身体过于僵硬，无法在双腿伸直的情况下俯身着地，可以屈膝，但依然要将臀部向后移。

如果从双膝跪地的姿势开始练习，我们也应该屈曲髋关节，将臀部向后移。由此完成的四肢支撑姿势实际上是膝关节 - 双手支撑姿势。

这个姿势会使得大腿疲劳，对于背部平坦且关节过度灵活的人而言，肩胛骨之间也容易出现凹陷，这时可以将双肘置于地面以放松身体。这个动作会让臀部继续向后移动，脊柱像是一条悬挂起来的线，没有断裂，也没有绷紧。

尝试一下错误姿势也颇为有趣：将臀部向前移动，使重心前移。这时背部会立刻出现弯曲，颈部肌肉也会明显紧张。

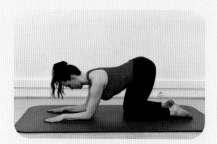

臀部位于膝盖后方

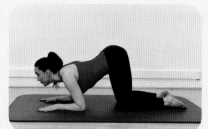

❗ 没有人会保持这个姿势！

在任何时候力学规则都一样有效：曲线比直线长，如果试图将曲线放入直线的空间就会导致压缩——在脊柱上这是可能发生的，因为椎间盘可以被压缩。从生物力学角度来看，竖直的脊柱像电线一样连接着两极，重力将其拉伸成自然的、略带曲度的弧形。因为电线、晾衣绳都不是弯曲的，所以"自然曲线"的拥护者们认为在四肢支撑的练习中应当保持脊柱屈曲状态，这是将脊柱后弯与自然的伸展混为一谈了。

在错误的正位训练或康复训练中，人们普遍都采取收缩腹直肌的方式来防止脊柱后弯，但内脏也会因此受到挤压，无法在腹腔内复位。来自内脏的压力迫使腹直肌分开，让我们无法进行腹式呼吸和放松（这二者是相辅相成的），同时腰部曲度增大，这对于背部极其不利。

即使腹直肌停止收缩，身体尝试放松，但由于躯干并未伸展，四肢没有彼此远离，脊柱后弯也会再次出现，腰部曲度增大，肚脐处也会产生压力。此时应当后移臀部以伸展脊柱，但这种情况下四肢支撑的姿势几乎变为坐姿，因为整个身体的重量都位于后方，这也正说明从一开始手和膝盖的距离就不合适。

电线与脊柱

我们可以将脊柱视作电线，当电线杆处在正确的位置时，电流会顺利通过电线。而当暴风雨后，电线杆弯曲、折断且相互靠近时，电线弯曲下垂，电流则不能通过。不论是从生物力学还是物理学、电学的角度来看，我们都能理解这时电线失去了"保护"，损失了能量。

为了实现手和膝盖之间距离得当的四肢支撑的姿势，可以先让脊柱放松地落在两条腹直肌之间，臀部靠近脚后跟，双手尽可能地向前伸出，臀部不要抬起。接着保持双手位置不变，抬起髋关节，但不超过双膝，让身体重量由4个支撑点承担。随后可以检查自己是否能进行腹式呼吸，在呼气时能否自然地收腹，让腹直肌彼此靠近而非分开……这个练习对于强化能够保护脊柱的腹横肌与腹斜肌都大有裨益！

通过锻炼，你会拥有一个像弓一样挺拔且灵活的背部。

接着，你可以转动骨盆，让耻骨远离胸骨、尾骨朝上，将肩关节朝反方向转动，胸部朝向天空方向，头部抬起，颈部伸展。骨盆和肩关节之间的脊椎伸展并受到背部肌群的完整保护，腹部内脏也会紧贴脊柱。此时进行腹式呼吸会比放松时稍难，但依然可以实现。

这时受到背部肌群保护的脊柱与一张绷紧的弓别无二致。

至于此时背部是呈凹陷的状态还是凸起的状态，取决于观察者的视角。

如果站在"弓"的前方，即"箭"的一侧，我们看到的就是凹陷；而如果站在另一侧，则看到的是凸起，但实际上没有差别。

背部凹陷-拱起的串联练习

受到良好保护的拱背姿势

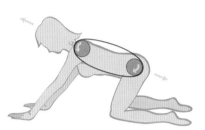

当骨盆向一侧转动时，肩关节会向另一侧转动，背部就像两个齿轮间拉紧的链条。

肩部与骨盆的联动

想要向后转动骨盆时，需要先收紧臀部，带动尾骨向前，以股骨头为轴转动，避免耻骨靠近胸骨。完成这一系列动作需要依靠耻骨直肠肌（盆底肌群）而非腹直肌。

因此，在转动骨盆前，需要先让骶骨反转。与此同时，还要保持脊柱伸展，防止腰部屈曲。上背部保持挺直，脊柱延伸，这时我们可以让肩关节向前伸展，转动肩胛带，从而使耻骨和胸骨尽可能地彼此远离。

正确位置下的背部凹陷-拱起的串联练习受到肌肉的保护，而在弯曲腰椎和颈椎的错误练习中则没有这种保护。

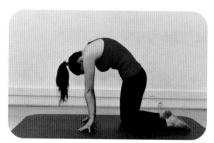

错误的拱背：
双手置于肩关节下方，脊柱向上拱起

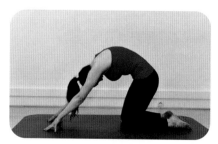

正确的拱背：
曲线协调，肩关节远离髋关节

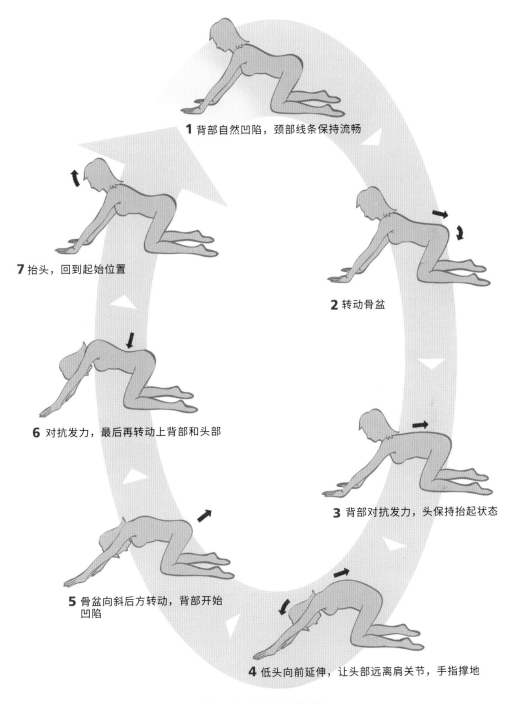

1 背部自然凹陷，颈部线条保持流畅

2 转动骨盆

3 背部对抗发力，头保持抬起状态

4 低头向前延伸，让头部远离肩关节，手指撑地

5 骨盆向斜后方转动，背部开始凹陷

6 对抗发力，最后再转动上背部和头部

7 抬头，回到起始位置

背部凹陷 – 拱起的串联练习

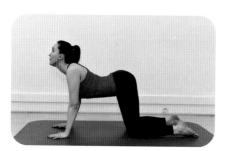

**❶ 错误的凹背：身体重心前移，
脊柱后弯，颈部屈曲**

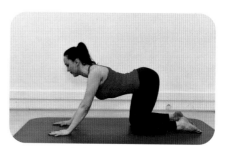

正确的凹背：完全伸展

以错误的方式做背部凹陷-拱起串联练习对身体的危害极大，尤其是当脊柱脆弱、有薄弱环节或明显的磨损区域时。在错误姿势中，我们的肩关节靠近骨盆，时而向前，时而向后，脊柱并未得到拉伸。这一练习是很多康复训练中的常见步骤，但很多情况下，练习者并未掌握其要领。

是腰痛还是骶髂关节痛

很多时候，所谓的腰痛其实是**骶髂关节痛**。如果骶骨反转是通过收缩腹直肌实现的，那么骶髂关节、骶骨前方和后方都会受到压迫（神经也会受到压迫，产生的疼痛与坐骨神经痛类似，但却并不源于椎间盘）。

如果骶骨反转由盆底肌群启动，那么骶髂关节的各关节面受到的压力都会减少。

为了正确地练习，我们要学会区分骨盆后倾与骶骨反转，停止习惯性收缩腹直肌，学会启动盆底肌群——这是唯一能够旋转骨盆而不使耻骨接近胸骨的方式。正确的动作会彻底改变背部、腹部和盆底区域。

不论做什么动作，脊柱要始终保持伸展的状态，切忌屈曲。就像如果朝正、反方向反复弯曲一根铁棒，最终会导致其折断一样，我们应保护受损的椎间盘，强化受损区域，防止反复屈曲。尽管可以通过植入钢钉防止特定部位弯曲，但这些部位的僵硬会使脊柱丧失协调的灵活性，也会导致肌张力不平衡。

如果电线断了，就用胶带将断裂的部分接上，将需要保护的区域包裹起来，这才是真正的保护。

平坦的背部

在四肢支撑的姿势下，只要保证四肢之间的延伸，留出空间，那么正确地凹背、拱背与放平背部都是能实现的。

想要让背部平坦，需要借助盆底肌群将骨盆向后方转动以防止腰部塌陷，同时肩关节反向转动以防止上背部凹陷。

头部和坐骨区域需要向两端发力以拉伸脊柱，使脊柱整体都受到肌肉的保护，让背部挺拔。

我们可以在四肢支撑的姿势下，在背部放一个物体并保持不让其掉落，这才是真正的平板支撑。错误的平板支撑往往是通过收缩腹直肌来实现的，会导致呼吸不畅和膈肌运动受阻，而正确的平板支撑能让人顺畅呼吸，效果截然不同。

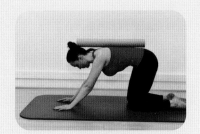

背部放物体

判断姿势正确与否的方法：腹式呼吸

腹式呼吸这个简单的方法就能帮助我们判断姿势是否正确、安全，以及整条脊柱上的椎体关节面是否都具有足够的空间。一旦呼吸不畅，呼吸位置提升至胸腔，我们就可以肯定脊柱一定在某处出现了屈曲，膈肌受阻而无法顺利滑动。

确定骨盆位置：直角坐姿

躺下时，是应当让腰椎贴地还是保持自然的曲线？坐下时，是应当深深陷进座椅还是调高座椅高度从而增加背部的前倾程度？呼吸时，是收紧腹部、内收肚脐还是让肩关节下沉、放松腹部，哪种姿态更符合生理学？

也就是说何为正确的姿态？如何保持合适的背部、腹部的肌张力？怎样放松且让身体不变形？

通过一个简单而实用的方法就能判断自己的姿势是否正确，了解应当让骨盆"前倾"还是"后倾"。

如果我们能像7个月大的孩子一样，在坐下时保持背部挺直，双腿向前、向两侧伸展或是弯曲膝盖，那么脊柱的垂直轴线和大腿之间应当呈90度夹角，髋关节屈曲的角度也应为90度。

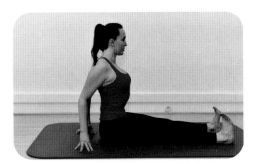

背部和股骨之间保持90度直角

婴儿的脊柱不会出现曲度，但成年人即使挺直背部，由于枕骨和骶骨的形状，背部仍然可能会出现类似正弦曲线的弧度。如果背部靠墙，整个背部也并不能完全与墙面贴合，尤其是颈部。不过脊柱是可以保持笔直的，就像我们站在身高测量仪上时一样。

如果想从直角坐姿过渡为仰卧位，显然我们需要让骨盆后倾，尾骨前移，臀部向内收。然而在骨盆后倾时通常的错误做法是让腰部曲度增大，躯干高度下降，变成错误的拱背姿势。正确姿势是保持身体伸展，挺胸并轻轻抬起骨盆，让臀部前移。坐骨（臀部两侧的骨骼）不应固定在地面上，而应由会阴拉动尾骨向前以完成该动作。如果我们继续拉动尾骨（如同猫将尾巴夹在后腿之间），整个骨盆都会转动。坐骨彼此靠近，骨盆底部闭合，这是括约肌层面的"抑制"运动。

身体越是舒展，骨盆的转动角度越大。此时腹直肌应保持伸展，需要手臂或上背部提供支撑。

正常情况下，当背部完全伸展时，骨盆的上缘应垂直于地面，耻骨几乎

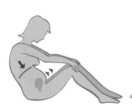
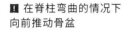

❶ 在脊柱弯曲的情况下
向前推动骨盆

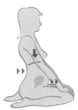

❶ 脊柱前凸

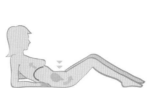

正确的骨盆后倾

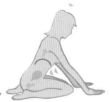

正确的骨盆前倾

骨盆的前倾与后倾

与骶岬平齐。然而这是在背部没有太多"凹凸不平"的情况下，而对于脊柱后弯或是骶骨凸出的人，他们的背部无法完全伸展。

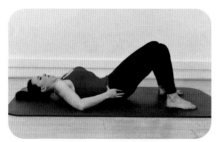

脊柱伸展，骨盆位置正确

如果在双腿伸直的情况下仰卧，臀部下方的肌肉收缩，耻骨直肠肌会使尾骨朝向耻骨，此时身体是无法完全放松的。腘绳肌的收缩程度越强，腹直肌就会变得越短，从而导致头部无法摆正，出现后仰，身体也难以在脊柱不向上拱起的情况下放松。

在仰卧状态下实现完全放松的唯一方法是在膝盖下方放置一个支撑物，以缓解身体后侧肌肉链的紧张，也可在枕骨下方放置支撑物，这样能立刻感受到呼吸舒适与通畅。

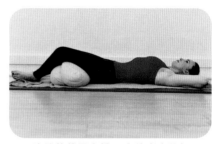

膝关节获得支撑，身体完全放松

2

骨盆是人体枢纽。
在一个不可能的姿势下
放松背部

　　仰卧时伸展双腿的姿势在瑜伽中被称作"摊尸式"。但"尸体"却完全不是放松的，它会表现出"尸僵"，即脊柱和脚踝弯曲，看起来就像是躺倒状态的直立的人。同样，"尸体"的腰部也不能放平，它也没有呼吸、膈肌抬升、腹部凹陷、鼻腔收缩。

　　在这样的姿势下，想不借助任何辅助器具并且在脊柱后弯的状态下放松身体完全是幻想。患者如果在注射麻醉剂后身体放松的情况下进行仰卧位的手术，通常会出现持续数周的背痛。

身体前屈

　　如果我们想从直角坐姿过渡到前屈的姿势，理论上应当让骨盆反向旋转。尾骨应朝后朝上，膝关节弯曲，臀部由坐骨提供支撑。

　　在热身、比赛后或体育课后的拉伸

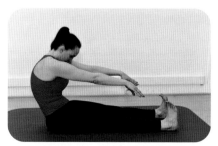

1 错误示范：拱背，压迫椎间盘

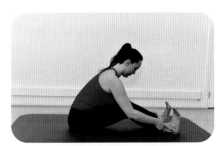

正确示范：屈膝，背部伸展

过程中，我们常犯的严重错误之一就是通过拱背来完成坐位体前屈。

　　此时骨盆的位置既不适合仰卧，也不适合前屈。错误动作会导致脊柱习惯性地弯曲，并逐渐变成一种非常自然且自发的姿势。这个错误与向前俯身时拱背如出一辙。从人体力学的角度而言，这是应当禁止的动作。出现这一动作说明我们的身体过于僵硬，髋关节缺乏灵活性，只能通过收缩腿后侧肌肉来代偿。

屈膝

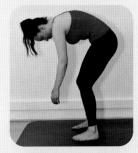

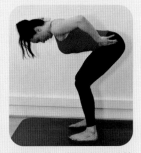

▌错误示范：拱背　　正确示范：将臀部向后拉

　　无论是坐姿还是向前俯身，保护背部最直接的方式就是屈膝。

　　当坐姿中骨盆处在正确位置时，坐骨会内收，人体重量是由坐骨而非骶骨承担。此时尾骨放松，我们可以屈肘、沉肩，以十指作为支撑，尽可能地伸展背部，并让胸部向斜前方延伸。

　　小心不要让头向后仰！

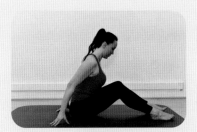

保持延伸

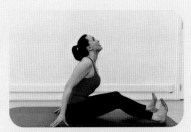

▌脊柱失去保护，颈部屈曲

你会发现，在上一页下方图中的姿势下，如果髋关节折叠的角度小于90度（类似瑜伽的"前屈伸展式"），背部是无法屈曲的。

此时脊柱下部与骶骨成一条直线，腰椎不会受到压迫。同时，在脊柱向上延伸的过程中，上背部的曲度也会减小。

对于日常拱背、脊柱后弯的人群而言，这一练习会让他们的中背部出现肌肉拉伸带来的疼痛，但循序渐进的拉伸对背部是有益的。

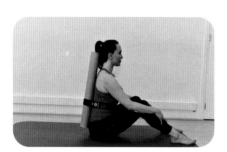

检验脊柱是否向上延伸

如果是背部平坦的人群，在这个姿势下，肩胛骨下缘可能会过度向内凹，脊柱出现反向弯曲。在这种情况下，应减少背部的发力，将注意力更多集中于维持身体的高度。想象头顶悬挂着一台身高测量仪，我们要将脊柱拉伸至最长。与此同时，收起臀部并抬起头部，从而减少曲度。

如上图，在背部绑一个圆柱以帮助身体更好地挺直。不难发现，在这种情况下，身体无法弯曲，背部能保持挺直，腹式呼吸也很通畅。

也可以将手支撑于臀部后方，打开髋关节，让骨盆前旋，打开胸腔。此时脊柱向后弯、肩关节靠近骨盆，腹部向前，吸气时气体刚好能充盈胸腔以下的部位。

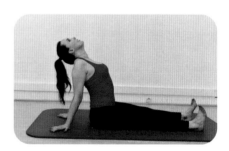

█ 股骨和脊柱成钝角，脊柱出现后弯

永远有效的直角坐姿法则

● **如果股骨和脊柱（即背部和大腿）之间的夹角大于90度，我们就需要向前倾，挺直背部并维持身体高度，防止上背部凹陷（背部平坦的人群存在这种风险）。**

● **如果股骨和脊柱之间的夹角小于90度**，身体继续前倾就容易导致背部后弯，矫正的动作是后倾，同时防止腰部反弓，避免脊柱拱起或向其他方向弯曲。可以收紧臀部，通过耻骨直肠肌带动骨盆旋转，让坐骨在向前滑动的同时不缩短肩关节和骨盆之间的距离。

以上法则适用于任何姿势：仰卧、侧卧、俯卧、四肢支撑、站立、坐姿。只需要观察股骨和脊柱的夹角就可以判断应当向前还是向后旋转骨盆来实现正位，必要时可借助辅助器具。

也可以只屈曲单侧的髋关节以保护背部，防止脊柱出现后弯。

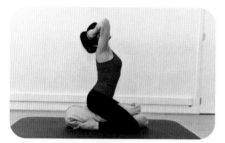

■ 股骨和脊柱呈钝角：脊柱出现后弯

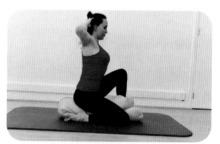

股骨和脊柱呈锐角：充分延伸

如左上图，从生物力学的角度来看，当股骨和脊柱间的夹角大于90度时，我们需要防止脊柱自然地向后弯曲，而应延伸脊柱，同时让骨盆保持正位。

仰卧位的错误拉伸方法，
放松还是挤压？

仰卧并将大腿收向腹部时，常见的错误是将膝盖靠向肩膀。

很多时候"放松背部肌群"是错误姿势和弯腰的代名词，并且常常与健康的背部伸展相混淆。在错误姿势中，我们无法进行腹式呼吸，内脏受到压迫，腹部向前凸出，腹直肌分离。

正确的姿势是让髋关节自然地屈曲，双膝延伸并与胸腔等宽。

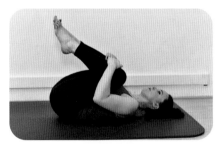 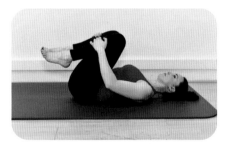

错误示范：肩关节与髋关节彼此靠近，　　保持脊柱中立延伸，肩关节和髋关节保
　　　　压迫椎间盘　　　　　　　　　　　　　持最远距离

我们会发现此时腹式呼吸通畅，腹部放松、平坦甚至内陷。

必要时可以在枕骨而非颈曲下方放置支撑垫。对于背痛的人，这个姿势的镇痛效果很好。

现在我们把双脚自然地放在地面上，不施加任何外力。

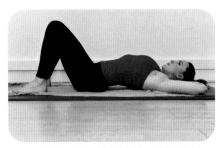

■ 错误示范：骨盆前倾，脊柱后弯

这时你也许发现双腿的重量会让骨盆前倾，脊柱可能会自然地拱起，但这并不是正确的姿态。如果骶骨本来就是凸出的，那么靠骶骨支撑会导致骶髂关节的疼痛，呼吸的位置也会升高。

常见的错误是试图通过收缩腹直肌来让腰部与地面贴合，这会让下颌上抬，内脏受压迫，腹部会变得僵硬，腹腔和盆腔的压力也会增加，从而阻碍腹式呼吸和身体放松。我们难以长时间维持这种姿势，一旦身体放松，脊柱就又会向上拱起。

和前文背部凹陷–拱起串联练习以及四肢支撑练习中的错误姿势一样，这些方式都无法达到拉伸背部的效果。

所以应该怎么做？

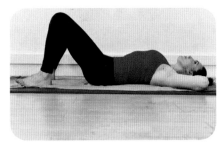

■ 错误示范：腹部收缩、下颌上抬

保持骨盆位置正确

我们已经知道，当股骨和脊柱之间呈钝角时，应当将骨盆向后旋转，同时保持骨盆和肩关节之间的距离，头尽力向远处延伸。

我们可以放一块布在骶骨和腰部的下方，当搭档拉动布时，我们的骨盆便会转动，坐骨会向斜上方转动，耻骨远离胸骨，腹部放松凹陷，呼吸位置也来到下腹。**将骨盆向后而不是向前转动就可以完成脊柱延伸。**

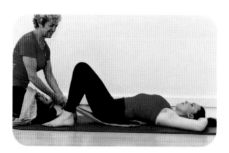
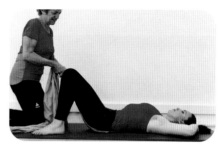

伸展背部，旋转骨盆

我们可以两个人完成上述训练，搭档也可以模仿理疗师或骨科医生的动作，用手抬起我们的骶髂关节并拉动骶骨。也可以让其他人学会这个简单的手法，比如在怀孕期间可以让孩子的父亲学习。

在骶髂关节下方放置瑜伽正位垫（充气软垫）能让骨盆被动地保持后倾，这种方法能非常有效地放松身体，尤其受到骶髂关节疼痛患者的喜爱。

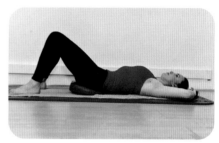

借助软垫使骨盆正确地后倾

当出现骨盆前倾时，如果能自己矫正，这是理想的情况。因此，我们应掌握收缩耻骨直肠肌的技巧或至少学会将尾骨收向大腿之间，就像动物夹住尾巴。就算你的盆腔肌群灵活性较差，这个动作也是能完成的，就像用布或手能实现骨盆正位一样。

最重要的是，我们需要确保腹直肌处于伸展状态而不是收缩状态。

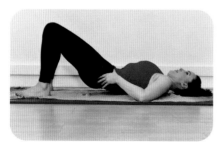
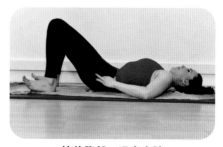

借助盆底肌群抬起骨盆　　　　　　　**拉伸腹部，远离肩膀**

保持下肢位置正确

放松腰背的要点是保持下肢位置正确：屈膝，让双脚放于地面，双腿的股骨平行。虽然这个姿势很快会让人感到难以维持，但却能让腰背完全放松。如果两侧膝关节张开太大，那么关节处的内收肌会拉长且处在紧张状态。成人与婴儿不同，婴儿有着开放的髋关节，其双膝能轻松着地，同时保持背部平坦，但成年人向两侧、向下拉伸膝关节时，身体往往会出现屈曲。**这个姿势很不稳定**，即使我们将双臂沿地面伸向头顶上方，脊柱也仍然存在后弯的可能性。

因此，我们需要借助辅助器具来完成这种放松姿势，为保持正确姿势，有如下几条建议。

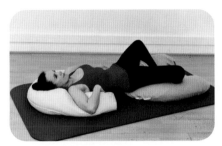
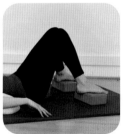
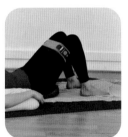

在头部下方和腋下放置一个软垫，另一
个软垫置于骶骨和膝关节下方　　　脚下放置瑜伽砖　　　使用瑜伽垫，并用弹力
带固定膝关节

如果我们采取坐姿，搭档可蹲在我们后侧，在肩关节下方提供支撑。搭档可以将我们向后拉伸至仰卧位。这样一来，由于肩关节与骨盆之间拉开了距离，背部和身体前侧都得到了拉伸，骨盆便会呈现自然的后倾。

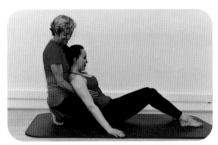
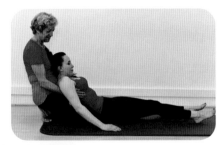

肩关节与骨盆拉开距离，让骨盆后倾

　　　　我们可以借助皮带这一物体来解释这种姿势对应的生物力学逻辑：

　　　　如果将一条硬质皮带置于地面，让其拱起成"小桥"，那么要想消除曲线使其平整，一般会采取3种方式：拉动左端使其远离右端、拉动右端使其远离左端或两端同时拉动。

　　　　还有一种方式，即保持两端不动，将皮带中部折叠以适应狭小的空间，由于这种方式显得很愚昧，你可能都不会将它纳入考虑范围。然而我们就正采用这种方式对待身体，不仅没有让肩关节远离骨盆，反而将腰部压向地面。甚至这种方式对于脊柱而言是可以实现的，因为椎间盘能承受挤压！

我们应停止无法达到伸展目的的背部凹陷－拱起串联练习。

　　　　因此，在受到重力作用的坐姿或站姿下，需要正确固定骨盆或双脚，让头部向上发力的同时，将身体下方向下拉。想象我们不是将一根电线单纯向上提，而是需要同时向上和向下发力（坐姿时将坐骨向下延伸）。

　　　　这不会是轻松的姿势，相反需要源源不断的肌张力来维持上下两个方向的延伸，这与四肢支撑时脊柱的状态相同。

4

侧卧

在四足动物中，侧卧姿态很常见，但它们侧卧时双腿并不在背部的延伸方向上，髋关节也始终呈屈曲状态。四足动物通常不会完全侧卧，而是躺在侧腹上，以便给下方的两条腿留出空间。

婴儿往往擅长这种睡姿，他们髋关节屈曲，双臂环抱于胸前，背部呈现均匀且连续的弧线：就像一颗鸡蛋、一颗橄榄球，而不是一颗圆球。

想要镇痛的成年人通常会混淆屈曲髋关节与弯曲脊柱这两种不同概念，结果是让骨盆靠近肩关节，整个身体蜷缩成球。如果孕妇采用这个睡姿，身体内部会阻塞，呼吸不畅，甚至会引发胃食管反流。因此，身体会本能地张开股骨与脊柱之间的夹角，让脊柱向后弯曲。由于腹部重量增大，这一现象在孕妇群体中尤为常见。

正确的姿势很简单，就是接近动物的睡姿。我们只需要保持一侧髋关节屈曲，另一侧放松并拉伸，直至脊柱和骶骨在一条直线上。此时腹部贴向背部，内脏会靠近床或是大腿，呼吸方式也会转变为腹式呼吸。

对于孕妇而言，通常需要放置软垫来垫高膝关节，以便为腹部留出足够的空间。这个方式对于髋关节较宽或腹部肥胖的人同样适用。

5

俯卧

如果说背部是身体鲜有的平面，那身体前侧可以说毫不平坦，因此俯卧姿势会对提供支撑的腰部和髂嵴等部位造成压力。腹部越平坦，腰曲则越大。那些声称背部后弯和骨盆前倾对身体有益的人会赞同俯卧睡姿，认为这时的脊柱曲度完全符合生理规律。然而事实上，这个姿势正是疼痛的来源。

有两个方式可以避免俯卧时脊柱过度弯曲。一种方法是稍稍侧身俯卧，一侧的髋关节屈曲，膝关节提起，另一侧腿伸展，头部侧放。当女性乳房较大时，这个姿势会让人十分难受，这种情况可以借助U形软垫让胸部悬空、上背部放松，这样就会让人十分轻松。

另一种方法是让头部侧放，**在肋骨和髂嵴之间**放置软垫（注意不是在肋骨下方），垫高腹部以防止脊柱后弯，同时需要在腋下放置软垫使胸部悬空。只要两个足够稳固的软垫就能拉开骨盆与肩关节的距离，使骨盆自然后倾、尾骨内收。

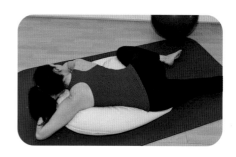

俯卧放松

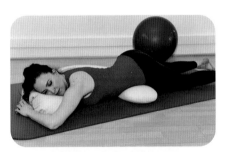

■ 错误示范：软垫位置过于靠下，导致脊柱后弯，引发背痛

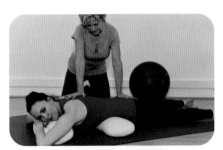

正确示范：脊柱伸展

　　该方法对背部平坦且上背部紧张的人群十分有效。可以在俯卧时进行背部按摩，也可以用充气瑜伽垫替换软垫，它能伴随呼吸对腹部进行按摩。

　　不过体形较瘦的人在保持这种姿势一段时间后，腹主动脉会受到压迫，肚脐处会感受到脉搏跳动，此时应当调整姿势，伸直身体以缓解腹部压力。

 正确的起始姿势有助于保护脊柱。

6

蹲姿：借助重力来拉伸

　　每个2岁的孩子都可以蹲下，脚后跟放平，双脚保持平行，这也是在野外"方便"时的自然姿势，女性在使用土耳其式马桶①、日式马桶小便时也是保持这一姿势。需要注意的是在这种姿势下双脚需要保持平行，而非向外打开。

　　然而随着年龄增长，尤其是如果不常做，蹲姿对成年人而言会变得越来越困难。席地而坐或是经常下蹲的人群则不会丧失髋关节和踝关节的屈曲能力。

　　成人蹲姿下的样子与胎儿的形态类似。下背部拱起，骨盆受重力影响下垂，股骨越长，骨盆下降越多，悬垂的程度越大。

　　最有效的拉伸是悬挂式下蹲，例如借助绳子或是抓住窗台边缘下蹲。

　　我们能够在传统的分娩知识里找到这个方法。当子宫颈打开时，人们会利用重力让胎儿下坠，同时体内包括子宫在内的所有器官都会提升——毕竟子宫并不会下坠，也不会和胎儿一起离开身体。这真是生物力学的奇迹。

　　在这种姿势下分娩时，背部会像胎儿一样出现自然的拱形，没有屈曲，也没有夹角，此时腹部肌群收缩，让子宫

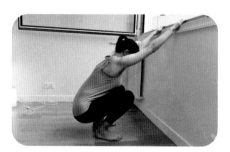

悬挂式下蹲，身体朝前

----

① 土耳其式马桶即常见的蹲厕。——译者注

紧贴背部并增加腹腔压力。

在蹲姿中，你可以抬起双手使上背部伸展，因为髋关节是屈曲的，所以脊柱不会后弯。与双手悬挂相比，抬起双手悬空的姿势会让双臂和肩关节比较辛苦，如果借助穿过背部和双臂下方的伸展带来做这一练习则会更加轻松。

背部凹陷或平坦的人群使用伸展带时可能会感到不适，因为伸展带会沿着背部滑落。

在这个姿势中，骨盆也是自然后倾状态。不需要主动旋转骨盆，屈曲的髋关节会自动防止脊柱后弯。唯一需要注意的是肩关节不要内扣，也不要靠近骨盆。

7

站姿

　　站立显然是很难的姿势，因为此时股骨和脊柱呈钝角。不同站姿下身体还会出现不同程度的代偿。因此，需要平衡整条脊柱的肌张力来对抗重力，从而实现背部伸展。

　　有两种正确的站立的方式：从四肢支撑的姿势或是正确的俯身姿势开始，臀部向后拉至双脚后方，接着以股骨为轴转动骨盆起身，双脚距离与骨盆等宽（如前面讲述的婴儿的站立方式）；或者直接从蹲姿变为站姿，注意不要向前俯身！

正确的站姿

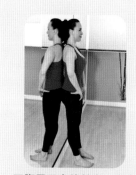

双脚置于身体前方，姿态放松，脊柱保持直立

　　背部靠墙，双脚平行且与骨盆同宽，与墙面保持刚好一只脚的长度，注意身体后侧贴靠墙面。头颈部向天花板方向拉伸，保持下颌内收，最大程度地伸直背部，随后双脚依次缓慢地退至墙沿，双腿伸直，保持背部贴墙。

　　此时腰部或许会塌陷来代偿，耻骨直肠肌收缩，带动尾骨向前，同时头部向上延伸以防止上背部向前弯曲。

　　此时臀部肌肉会剧烈收缩，因为拉伸髋关节会导致股骨外旋，所以我们仍要保持双脚平行，膝关节收紧。臀部肌肉收缩会导致臀部的厚度增加，让腰部离开墙面，这是正常现象。应持续推动尾骨向前。

保持腰部贴墙、双腿伸直、脚后跟靠墙的同时，还能让臀部丝毫不收缩，这是不可能的，但这时腰部的脊柱其实处于笔直的状态，曲度并没有增加。

　　这个姿势实际上是站在身高测量仪下方的体态，我们应保持头和脚的距离最远，在上下两个方向上同时拉伸，这样身高才能达到最大值。

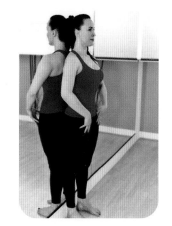

脚后跟靠墙时，
臀部肌肉和耻骨直肠肌持续发力

　　另一种正确站姿是从髋关节屈曲状态开始的。

　　　　背部和脚后跟贴墙，膝关节和髋关节屈曲，使身体与墙面保持最大接触面积。随后试着伸展膝关节和髋关节，同时保证脊柱伸直，不要抬高下颌。

　　　　其实在大多数情况下，我们都未能伸直双腿，也未能像打开折叠刀一样展开髋关节。我们的腹股沟常常处于半折叠状态，脊柱也常常向后弯曲。

像玩具小人一样直立

　　我们会一点一滴地进步。

　　　　向前俯身，保持背部水平，微微屈膝。双手在背部交叉握住，再向后伸展。两侧小臂靠近，手臂与背部之间的接触面积尽可能增大。

身体保持协调，双手推动臀部，双臂伸直并保持与背部的接触。背部保持伸展，整个躯干以髋关节为轴抬升。

膝关节收紧上提。

尾骨向后延伸，双手贴在背部上，保持上背部挺直状态，双脚紧贴地面，注意要防止大脚趾翘起。

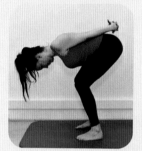 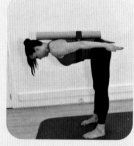 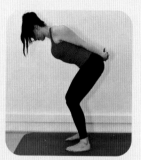

双臂紧贴背部　　　　　　　　　　　借助双臂向前推动臀部

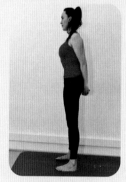

肩关节切忌
相互靠近挤压

想象我们踏在滑雪板上：不要离开滑雪板，也不要移动到滑雪板后部。

在膝关节伸直的同时，尾骨仍然需要向后延伸，髋关节向外展开。

注意：不要挤压肩胛骨，想象背部靠着一堵墙，两侧的肩关节呈一条直线。在这个姿势下，仿佛有一条铅垂线能笔直地穿过耳朵、肩关节、股骨头、膝关节中央与脚中央。

在这种直立方式下，臀部保持紧张，下腹部髂嵴之间的腹横肌发力，骨盆底部闭合，此时的状态与行走时的状态一致。同时保持骨盆正位，坐骨相互靠近，盆底肌群发力。这时，由于上腹部有空间，内脏能提升并紧贴脊柱，盆底肌群并不会承担内脏的重量。虽然下腹部保持收紧，但身体依然能自由地进行腹式呼吸。

可以稍稍放松臀部，但仍然要保持一定的肌肉发力。

为了更深入地感受双脚的运动，我们可以在平行的双脚之间放置一块与骨盆同宽的瑜伽砖，砖的侧面贴着大脚趾到脚后跟。在练习过程中我们能感受到臀部的发力，这是髋关节外旋的信号。

将从头到脚各部位的位置摆放正确后，为了放松身体，我们可以屈曲踝关节，将身体重量稍稍向前放在前脚上，仿佛背着背包或踏着滑雪板。此时可以想象有一根铅垂线穿过脚部中央。

这样才能在膝关节放松的情况下起身，而略微屈曲的膝关节能让背部轻松地挺直。

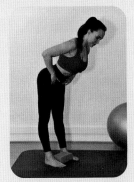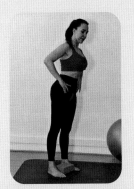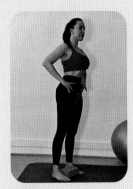

双脚之间放置瑜伽砖：借助耻骨直肠肌站直

坐姿：最高风险姿势！

久坐会在悄无声息之间给腰椎带来极大的损伤风险。

与重力对抗

在站立时，抗重力肌群会最低限度地发挥作用来保持身体直立，而坐姿则完全相反。坐姿是休息状态，尤其是当背部有支撑物时。

背部竖脊肌放松会导致脊柱后弯，肩关节内扣，胸部靠近骨盆。这种情况并非是由腹直肌收缩导致的，相反，**在背部肌群放松时，腹直肌也是放松的**。

腹直肌之间有一道狭长的缝隙，放松时，缝隙分开，内脏前移。

其中的力学原理是：腹腔是一个整体，其容积在特定时刻是固定的，内部只有气体可以压缩，液体和固体都需要寻找空间。由于脊柱这面"墙"的阻挡，内脏无法后移。如果骨盆和肩关节靠近，上腹部空间消失，腹腔内部的器官则会向前和向两侧产生推力，从而使腹部凸出，同时造成器官被挤压向盆底方向的风险。这时我们只能胸式呼吸，呼吸受阻且呼吸发力的位置很高，腹腔内的器官因此无法移动。

从脊柱角度来看，此时腰椎失去正常生理曲度，腰曲增大，尽管这种变化看上去好像是自发且"自然"的。

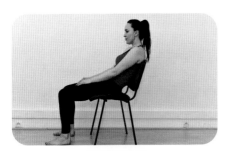

❚ 错误体态

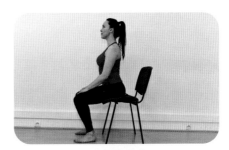

❚ 腰曲增大

　　如果椅子过高或臀部完全坐在椅子上，膝关节就会位于髋关节平面以下，股骨和脊柱之间的夹角大于90度。这时我们如果靠在椅背上，体态就会变得畸形，脊柱会受到挤压。即使努力让身体回正，也会出现腰曲增大，腹部前凸。

　　一些反对借助重力作用实现骨盆后倾的人甚至会使用三角软垫来强迫腰曲增大，同时使骨盆前倾、腹部前凸。于是脊柱再次变为向后弯曲——仿佛身处希腊神话中的海妖斯库拉和卡律布狄斯之间，腹背受敌。

有益的答案

　　我们常常需要借助器具给背部提供支撑，尤其是坐在椅子上的时候，这比席地而坐更难。即使我们不在运动状态，抗重力肌群仍然需要保持肌张力以维持身体高度，促进血液循环，增强椎间盘水合作用，为背部和腹部提供保护。

　　但抗重力肌群持续发力会使身体疲劳且难以长期维持躯干高度，因此借助辅助器具或采取固定措施等方式来保持脊柱伸展并维持足够的椎间距是十分重要的。

禁忌

- 倚靠后倾的椅背会导致躯干像坐滑梯一样向下滑动。

- 双腿交叠（跷二郎腿）：双腿如果总在同侧交叠，会导致骶髂关节与髋关节旋转肌群的不对称。单侧外旋肌群的拉伸程度会比另一侧更高，这同样会导致长短腿的问题。除了影响关节，双腿交叠还会导致骨盆歪斜。
- 过高的座椅会加剧脊柱后弯。有时我们还会混淆脊柱后弯与骨盆前倾。

解决方案

- 可以选用带有倾斜度的脚凳垫高双脚，让膝关节与髋关节处于同一水平面。

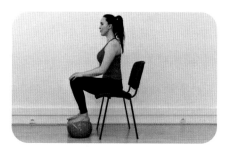

通过瑜伽球使膝关节与髋关节处于同一水平面，还能促进血液循环

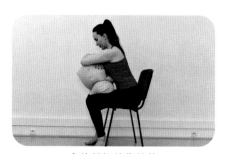

身体前倾倚靠软垫

- 身体可以前倾倚靠软垫。软垫需要足够高。

- 避免股骨外旋，保持两侧股骨平行。可以使用弹力带或紧身长裙来帮忙。
- 坐在有倾斜度的瑜伽正位垫上。**将正位垫高的一侧朝前放，让身体前倾，这就像蹲姿。** 激活身体向前倾的本能（此时如果后仰身体会失去平衡，因此身体会自动前倾），使大腿与躯干夹角小于90度。

    如果将瑜伽正位垫反向放置，我们会发现保持前倾姿势时腰椎会出现代偿，造成脊柱向后弯曲。

    充气式瑜伽正位垫近似于气球，能使骨盆在灵活移动的同时不失稳定性。

    当你**乘坐轿车**或发现座椅较深时，也可以将瑜伽垫置于背部。

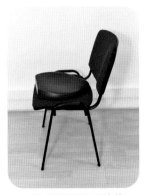

正确摆放瑜伽正位垫

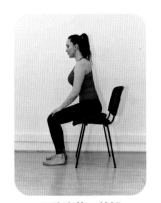

正确姿势：前倾

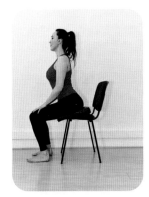

▮ 错误示范：错误摆放正位垫，脊柱向后弯曲

　　能在椅子上同时拉伸和放松背部的坐姿其实是反向跨坐，这对身体有按摩作用，但不宜在日常生活中采用。

　　若座椅较低，身体会自动矫正重心，此时趋近于蹲姿。

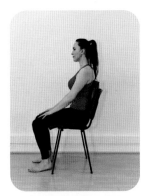

将瑜伽坐垫置于背部

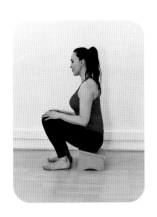

座椅较低时，背部会自然挺直。（在座椅方向没有放反的情况下）

9

呼吸与腹肌锻炼：
教学中的两类错误

人们错误地教授、引导呼吸，也错误地认识、使用腹部肌群。事实上，这一切都相互关联，纠正错误姿势就能改变全局。

呼吸由姿势决定

错误的姿势，受阻的呼吸

一旦肩胛与骨盆相互靠近，膈肌就无法正常活动。

如果我们的身体陷在沙发里，内脏就会向前推出，从而导致腹部凸出，腹部肌群松弛，腹直肌分离，背部肌群也随之松弛。此时我们只能进行胸式呼吸，呼吸幅度很小。吸气时胸骨会随着辅助的呼吸肌群上升，呼气时会再度回落。此时呼吸道通畅性不佳，身体缺乏足够的气体交换。

如果我们的脊柱向后弯曲，腹直肌之间的缝隙也会打开。这样会导致呼吸时肋骨移动：吸气时，肋骨略微展开；呼气时，肋骨复位并稍稍收紧，使腹腔内器官整体下移。这种情况下内脏舒适度不佳，血液循环不畅，腹部和背部的肌群也未能得到锻炼，身体的延伸不足。我们会发现，在身体未能完全伸展的姿势下，呼吸也会受阻。

四足哺乳动物都能自发地进行腹式呼吸，当婴儿躺下或使用直角坐姿时也是如此。然而脊柱一旦出现前屈或后弯，呼吸就会不畅。为什么要妨碍正常呼吸呢？

错误的指令

在大多数体操、瑜伽等课程中，老师都会要求我们抬起手臂、打开胸腔、用力吸气。事实上，受肩关节灵活程度影响，我们双臂举起的高度往往有限。随后脊柱开始代偿，出现后弯，使得内脏被推向腹直肌之间的缝隙。

这与发生在腹股沟区域的代偿相同：如果髋部未能充分展开也会导致脊柱后弯。

在这种情况下，呼气时腰部会再次出现"皱褶"，曲度增大。接着，手臂放下后胸骨和肋骨回落，内脏下移，导致整个过程中腹部肌群未能得到锻炼。

膈肌的位置被抬高至胸骨与上升的肋骨之间，吸气幅度因此受限，胸腔内的空间也会变得格外狭窄。

这样的呼吸绝非放松，反而是增加了负担。

于是我们的呼吸再度处于被削弱的状态。

在正常情况下，吸气时**膈肌**必须下降以便让气体充盈肺部。这种自发的、非主动性的收缩是膈肌的重要工作。只要我们有生命体征，即便是在睡着或昏迷时，膈肌也会泵送空气，保证我们的呼吸。

呼气时，膈肌会停止收缩，再度上升。而此前随着膈肌下降而略微伸展的腹壁肌群会恢复其长度，如同拉伸开的弹力带再度松开。如果上腹部有足够的空间，腹壁肌群的收缩会将内脏和膈肌的中心向后、向上推。

所以，呼气时腹部应当向内收，而在错误的姿势下，情况并非如此。因此，为了让上腹部有足够空间以保证膈肌能灵活地进行"活塞运动"，我们需要向上伸展。

呼吸时**肋骨**同样会移动。膈肌下降时，下肋骨会分离，使肺部横向扩张。呼气时，肋骨复位，如果用力呼气，肋骨还会让膈肌再度上升。

而如果姿势不正确、脊柱未伸展，无论膈肌处于何位置，这种自主呼吸都会被削弱。

此外，一旦接收到呼吸指令，人们总会从吸气开始。许多教练尽管看到练习者的肩关节和胸骨在升高，还是会继续要求"给腹部充气"，而这意味着要将内脏向下和向前推。

接着我们还会听到："呼气，收起肚脐！"于是我们让腰部周围的腹部肌群收缩，将整个躯干分成两部分，肩关节也向下靠近骨盆，腹部就像系着一根被收紧的腰带——很明显，这根本不符合生理学规律。

我们会发现，如果姿势正确，无论膈肌处于怎样的位置，身体都会自发进行腹式呼吸，此时无须收缩腹部以及让肩关节下移。如果骨盆与肩关节的位置不移动，也不相互靠近，那么位于二者之间的腰部就会自然地收紧和放松。

此时肚脐出现回缩是因为内脏向后和向上移动了，而不是因为外界主动压缩了腹部。

伸展与呼气：变高、变纤细

试着在躯干伸展状态下吸气。

最简单的方法是单人或双人进行练习，采取坐姿。

坐在椅子、瑜伽球或是床上，俯身直至股骨与脊柱夹角小于90度以防止脊柱后弯，双臂抬起使上背部挺直，防止腹直肌收缩导致肩关节靠近骨盆。用口或鼻长长地呼气，腹部肌群没有不必要的动作，想象自己是一根蜡烛，要尽可能长时间地让火焰摇曳。

你会感觉到腹部内收，更重要的是感受下腹部腹横肌向上的运动，以及膈肌在回落时不受任何推力的放松，这会带来更大的呼吸幅度。

呼气是让身体尽量变得更高、更纤细的过程；吸气则是放松，就像让一块海绵变得充盈的过程。

　　双人练习的体验可能更佳。此时背部能得到被动拉伸，这能有效地放松处于紧张状态的斜方肌与中背部肌肉。

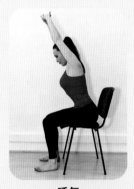

呼气

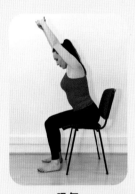

吸气

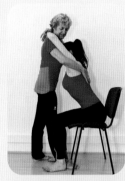

双人练习：伸展、按摩

　　我们也能在四肢支撑姿势时重拾这一呼吸状态，前提是不要屈曲身体或让躯干分成两部分，不要移动骨盆和肩关节的位置或改变二者之间的距离。

　　也可以仰卧并将双腿放在凳子上。采用这种神奇姿势时，我们会发觉腹部具有高度的灵活性。此时内脏紧贴脊柱，重量不由核心肌群承担，腹部会格外放松。

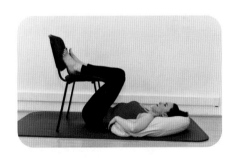

"神奇"的放松姿势

　　强健背部与放松背部都需要通过呼吸来实现，同时还要控制和引导膈肌与肋骨的运动，以此矫正脊柱侧凸、拱背、凹背等不良姿势，从而调整内脏的位置，保障其正常功能。

　　不当的呼吸无法使背部得到锻炼，因而我们需要学习正确的姿态。

　　通过调整呼吸能矫正背部姿态，而姿态的调整有助于治疗背痛。我们可以按摩腰部，伸展背部，打开胸腔；挺直拱起的背部，放松塌陷的背部，针对脊柱侧凸进行不对称治疗，舒展或是收紧肋骨，从而改善神经传导、血液循环与器官下垂。根据体态问题，灵活利用肋骨与膈肌运动来进行调整，会带来令人惊叹的效果。

小结

- 无论做何种练习，始终都要以伸展的背部作为起始姿势。
- 从呼气开始练习。呼气时用尽全力，因为呼气能帮助肌肉形成脊柱的保护层。
- 通过盆底肌群的耻骨直肠肌收缩来呼气，使内脏与膈肌上升，让骶骨反转（与骨盆后倾不同）。借助盆底肌群完成姿势并不意味着需要收紧盆底肌群。朝向正确的延伸方向呼气，从而带动盆底肌群上升。

　　因此，所有动作都应遵循"**盆底肌群－呼气**"指令，这是保持正确体态的关键。

错误的腹肌锻炼

　　腹部肌群具有非比寻常的功能性结构。它包含3层，每一层在方向（水平方向、斜向和纵向）与功能上彼此互补。

水平方向的肌肉

- 在**水平方向上最深层的肌群是腹横肌**，它实际上属于腰背部肌群。腹腔与胸腔不同，由于前方没有骨骼结构，腹部的深层肌肉非常灵活。

　　腹横肌的弹性很小。它们与背部最深层的肌肉组织（多裂肌）位于同一水平面。

　　腹横肌并未完整包围身体一周，否则腹腔会无法容纳女性逐渐变大的子宫，腹腔空间也无法扩大以供胎儿生长。包裹腹横肌的筋膜是一种非弹性结构，相当于屠夫需要切开的、包裹着猪里脊或牛里脊的坚韧组织层（里脊相当于人体沿脊柱生长的两条长条状肌肉），为弹性肌肉纤维提供了非常强的附着力，因为这些肌肉前面没有可以附着的骨骼。

这层筋膜是腹直肌保护层的一部分，呈长条圆柱状的腹直肌受到良好的保护，尤其当腹白线因锻炼得到加深后，男性的腹肌整体往往会形成巧克力排一样的视觉效果。

横向筋膜构成了腹直肌后方的保护层，因此腹直肌可被视作表层的腹部肌肉。

当腹直肌伸展、紧靠在一起，没有因腹横肌收缩而分开时，腰部会变宽，具有弹性的结构会自行收紧。这是在呼气时完成的，此时内脏会提升、后移并受到轻度挤压。

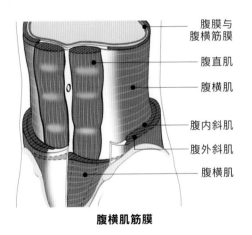

腹膜与腹横筋膜
腹直肌
腹横肌
腹内斜肌
腹外斜肌
腹横肌

腹横肌筋膜

这部分深层肌肉起着增强背部的作用，能为直立姿势提供保护，但在呼气之外，它们很难得到锻炼，任何运动都不会直接与之关联。它们本身处于一个闭环，仅在拉伸后（吸气时伸展，呼气时复位）或是肌容积减小时才会收紧，后者是在延长呼气时出现的现象。

如果出现腹直肌分离（腹直肌之间的缝隙张开），那么处于收缩状态的腹横肌会加剧这种分离。此时吸气难以收紧腹部，呼气也无法提升膈肌，还会收紧肋骨，促使内脏下移。

背部深层肌肉腹横肌还有另一部分位于**前方**，横跨下腹部，处于髂骨之间：这是真正的腹横肌，它能防止骨盆前倾。

这条横向的肌肉带弹性甚微，无法发挥**前壁**的作用，也不能防止髂骨分离导致的耻骨联合和骶髂关节损伤。它位于内脏下方，怀孕3个月后位于子宫下方。这部分肌肉位于腹壁肌群整体的最低点，其作用在于提升腹腔内的器官。

不过这部分肌肉组织能够**保持肌张力**，即使弹性和运动幅度都很小，但却**充满力量且不易疲劳**。打喷嚏、呕吐、分娩等动作都需要借助这部分肌肉

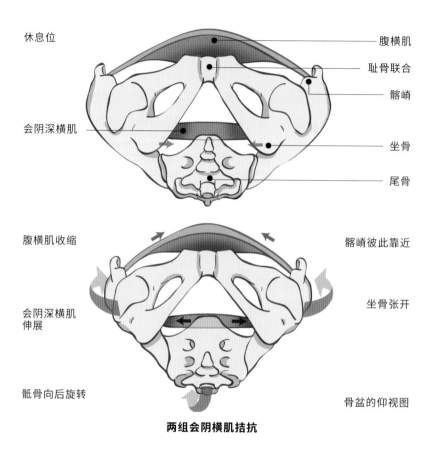

休息位　　　　　　　　　　　　　　　　　腹横肌

　　　　　　　　　　　　　　　　　　　耻骨联合

　　　　　　　　　　　　　　　　　　　髂嵴

会阴深横肌　　　　　　　　　　　　　　　坐骨

　　　　　　　　　　　　　　　　　　　尾骨

腹横肌收缩　　　　　　　　　　　　　髂嵴彼此靠近

会阴深横肌
伸展　　　　　　　　　　　　　　　　坐骨张开

骶骨向后旋转　　　　　　　　　　　　骨盆的仰视图

两组会阴横肌拮抗

实现。它们发力使腹部向上提升，而腹部又以爆发性的力量推高膈肌。盆腔内的排泄物从下方排出，腹腔内的排泄物则会被向上推。我们在患肠胃炎，出现呕吐与腹泻的时候就会体会到这些，我们的身前和身后都需要一个马桶……

　　主动收缩这一部分的腹横肌是很难实现的，但若我们正确地呼气，就能感受到它的运动，例如在举起双臂或是引体向上的过程中，下腹部会自然内收。得益于身体的伸展，膈肌也能够上升，后部的腹横肌也可以得到锻炼，呼气顺畅程度因此提升。

　　反之，如果脊柱处于前屈或后弯的位置，就不可能活动这部分的腹横肌并使深层腹横肌提升。

　　呼气时启动盆底肌群能更大程度地调动骶骨而非髂骨，让骶骨反转。此时骶骨下方封闭，上方打开。**若拉动髂前上棘之间**的腹横肌，可使之**保持紧张**。反之亦然。

　　遗憾的是，大多数解剖学教材或是训练教学中对这一非凡的人体结构都鲜有提及。

斜向的肌肉

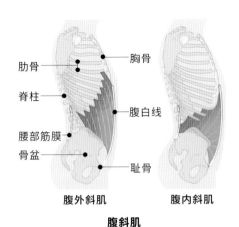

肋骨　胸骨
脊柱
腹白线
腰部筋膜
骨盆
耻骨

腹外斜肌　　**腹内斜肌**

腹斜肌

　　腹部第二层肌肉呈**斜向分布**。它们连接肩胛与骨盆，并在扭转、屈曲和姿势转换过程中调动这两处的骨骼。

　　腹内斜肌呈扇形，从髂骨延伸至下肋骨与腹白线。腹内斜肌筋膜同样包裹腹直肌，参与构成腹直肌的保护层。

　　腹外斜肌也呈扇形，从肋骨向髂骨分布。

　　相较于腹内斜肌，腹外斜肌位于浅层。其筋膜仅包裹腹直肌保护层的前侧。

　　当我们姿势正确，肩关节与骨盆之间保持距离时，腹斜肌在呼气过程中发挥作用，腹直肌彼此靠近，腰部线条优美，形成像斗牛士一样健美的轮廓。

　　然而一旦肩关节与骨盆靠近，腹直肌之间的缝隙张开，呼气时腰部就无法持续保持纤细。

　　若身体在延伸状态下，启动盆底肌呼气能起到束腰的效果，这时胸腔打开、器官提升。

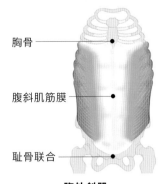

胸骨
腹斜肌筋膜
耻骨联合

腹外斜肌

纵向的肌肉

　　腹部最表层的肌群由**腹直肌**构成，呈纵向分布。它们连接起胸骨、下肋骨与耻骨。

腹直肌的收缩会使胸骨靠近尾骨，从而压迫内脏和椎间盘前部，导致腹直肌分离并妨碍腹部其他肌肉的功能。

实际上，腹直肌就像一根背带，背带的前部与后部应当平衡。腹直肌的作用在于防止背部肌群收缩，从而避免脊柱后弯。这并不意味着身体要向前侧弯曲。也就是说，腹直肌的作用是避免肩关节从身体后侧靠近骨盆。

错误的动作会妨碍腹式呼吸，导致腹直肌分离。

我们应当明白卷腹时缩短上半身对脊柱十分不利，然而当发生背部问题时，人们的建议往往却是通过卷腹来锻炼腹部。

稳定的骨盆、流畅的身姿

在我们提到的方法中，有一个值得思考的问题：身体前侧的**腹横肌与后侧腹横肌有差异**。

事实上，这两部分的肌肉是泾渭分明的，并不是同一块肌肉。

背部的腹横肌止于身体前侧的筋膜处，筋膜经过腹直肌下方构成了腹直肌的后鞘。下腹部腹横肌的位置较低，但位于腹直肌的外侧，与骨盆处于同一水平面。

因此，肌肉间存在着特定的分布结构。表层的腹直肌长长地延伸，切入其他腹部肌群筋膜的下方，其中包含腹横肌，最终成为深层肌肉。而腹直肌的后侧则没有其他肌肉，器官皆位于其前方和上方。腹直肌通过强韧的肌腱与骨盆相连，在靠近耻骨的部分紧紧贴合。到了这里，能够扩张的腹白线不复存在。

这种结构在妊娠时非常明显。孕妇的下腹部保持平坦，而到达髂前上棘位置上时，腹直肌会展开以便于子宫增大。腹直肌的分离在上腹部会更加明显，因为底部不存在导致其分离的诱因。由于下腹部腹横肌限制了髂骨和耻骨联合之间的距离，下方的腹直肌不会分离。

腹横肌帮助盆腔容纳所有器官并保持提升。在姿势正确的前提下，腹横肌会伴随着骶骨反转来发挥作用。判断身体姿势是否正确的标准之一就是：

在重力作用下，如果背部有充分保护，我们理应能感受到下腹部的稳定性。

鲜为人知的拮抗关系：腹直肌与下腹部腹横肌

由于下腹部腹横肌位于腹直肌下方，当腹直肌收缩时，会压迫位于下腹的腹横肌。此时两侧髂骨相互靠近，下腹部腹横肌处于放松状态。因此，腹直肌的收缩会使骨盆后倾，盆骨与骶骨旋转的方向不一致，这可能会导致骶髂关节的严重损伤。

本章小结

● 背痛时需要增强腹肌——这一观点是正确的，但不应该通过收缩腹直肌的方式来锻炼腹肌。

● 在保持肩关节与骨盆距离并维持腹式呼吸的前提下，强化脊柱保护层才是正确做法。

● 在强化下腹部腹横肌并借助盆底肌群实现骶骨反转（骨盆正位）时，要避免主动收缩腹部。

● 在身体延伸、保持高度和正确呼吸的前提下，躯干可以朝任何方向运动（侧屈、扭转、屈曲、舒展）。

第三章

自下而上的疼痛：
分析、预防与应对

避免疼痛：
正确的保护性反射

无论针对何种疼痛，药物治疗通常以抗炎类和镇痛类药物为基础，发挥缓解疼痛的作用，这对身体活动至关重要。现代医疗手段避免了人们因疼痛而无法行动。然而，镇痛药掩盖了疼痛，这并不是根本的解决方案。此外，惧怕疼痛也会触发身体的保护性反射，这与正确的动作相悖：由于担心脊柱后弯，人们通常会采取防御姿势，让身体蜷缩起来。

本章中我们将了解**真正的镇痛姿势**，这些姿势非常重要且有效，能帮助我们放松因过度紧张而产生疼痛的肌肉。这些练习姿势是治疗的基础。与镇痛药物不同，它们更安全，可以长期训练并让身体获得长时间的保护。

我们还应学习如何在保护措施完备的情况下训练，以达到持久的效果。

我们常常请骨科医生或脊柱按摩师通过正骨、关节开合或放松紧张肌肉等方法来进行物理治疗。但本书能够让你理解疼痛的成因与诱因，告诉你避免疼痛复发和发展为慢性病的方法。我们将会通过正确的、舒缓的拉伸练习来学习缓解疼痛的方法，必要时会借助辅助器具来保持正确姿势。

现今广泛采用的一种治疗方法是麦肯基疗法，它诞生于一次偶然的发现。

曾经，腰椎前凸会被视作腰椎间盘病变（这是在自然状态下能观察到的外部形态），而整个理疗界都在强调："我们的背部处于后弯状态，需要消除后弯……"

哈欠与伸展

相较于人类，动物受到重力的影响更小，它们会通过躯干的完全伸展（而非脊柱前凸）与向上耸肩交替来完成身体的拉伸。完成这一组"正向－反向"的动作后，它们就会慵懒地打哈欠。

在经历数小时的睡眠，试图站立起来之前，我们也应该舒展身体并打哈欠。

相较于平静地呼吸时，打哈欠时膈肌的活动幅度更大，它对背部也能产生温和却强大的拉伸效果：吸气时嘴巴张开，下颌大幅向下拉伸，膈肌的支点会拉伸腰椎；随后的呼气使膈肌中央与膈顶上升，从而拉动肋骨并伸展脊柱。

通常我们在睡醒打哈欠时会完全拉伸身体，背部会出现凹陷，从而在身体站直前给肋骨释放更大的活动空间，并激活对抗重力的肌群。

在沐浴阳光之前，泪腺同时也会受到刺激，分泌泪水让眼睛湿润（如同大笑时调动膈肌运动一样）。总之，打哈欠是开启清醒一天的生理过程。

同样的生理过程也会开启沉睡，它让我们蜷缩身体，放松肌肉并合上眼睑。随着颈部肌肉的放松，头部会向前下沉。此时孩子们会揉眼睛，因为眼睑不再发挥润滑作用。

但事实上，后弯是一种自发性保护姿势：人们蜷缩起来以避免受伤部位活动，尤其是大幅度的活动。

某一天，当麦肯基在治疗一位患者时，另一位等待的患者趴在按摩床上：腹部贴在床面上，上半身抬起（类似瑜伽体式中的眼镜蛇式）。比起弯曲身体，在这个姿势下患者能感受到更充分的放松——这一情况引起了麦肯基的注意，于是他思考减轻腰部疼痛最佳的方式应该是打开身体，让脊柱向另一个方向伸展。

这个疗法非常有效，它基于临床检查与完备的培训体系，适用于治疗突发性疼痛。尽管这并不是什么神奇的方法，更不能在未经诊断或没有受过相关培训的专业人士陪护的情况下进行，但可以将这种疗法的治疗理念视作预防疼痛的准则。我们应避免椎体之间相互靠近，应让其相互远离以释放椎间盘与髓核的空间。

为了达到持续性的效果，应当在各个方向上消除椎体之间的挤压，而非通过压迫一侧椎体来释放另一侧椎体的空间。

瑜伽中的部分体式能帮助我们实现这一效果。其中一些体式，例如眼镜蛇式还启发了麦肯基。本书中的最后一章将展示这些体式。不过，我们完成这些体式的方式与瑜伽截然不同，因为其目的是保护脊柱与预防疼痛，它们并非专业医生的"药到病除"式手法。本章我们将阐述镇痛的姿势、基本发力姿势与缓解压迫的姿势，也会涉及稳定体态的核心躯干部位。

正确姿势与入院治疗

如今大多数医院的手术台或病床都是电动式的，能精确地调整位置。但由于缺少患者信息以及缺乏对医护人员的培训，人们往往忽视调整病床角度的重要性，也几乎没有使用过病床的调整功能。我们仅满足于调整靠背或垫上枕头，但这种方式只会带来虚假舒适，让患者始终处在脊柱前屈的状态，而在坐立的状态下本不应使用这一姿势。

所以，我建议调整病床角度，尽可能地让患者双脚抬高。这种背部伸展的姿势会让人格外舒适。

如果坐姿下调直靠背并抬高双脚，身体就不会从靠背上往下滑，这类似于蹲坐位。

1

自下而上进行自我保护：
从下背部开始

真假坐骨神经痛

当出现臀部或大腿疼痛时，人们只会很轻易地将其归咎于坐骨神经痛。然而，许多情况下，此类疼痛虽与坐骨神经相关，但其实源于其他病症。病因不同，对应的处理方法也不同，因而对病症的认知与鉴别显得尤为重要。一些简单可靠的生物力学测试就能帮助我们进行判别。

"真"坐骨神经痛——腰椎间盘突出症

当位于脊髓位置的坐骨神经根，即 L5 至 S1 或 L4 至 L5 之间的一侧坐骨神经根受到压迫时，疼痛会向着该神经支配的敏感区域放射。产生于 L5 至 S1 之间的进行性疼痛会沿臀部、大腿后侧、腓肠肌向大脚趾方向放射。

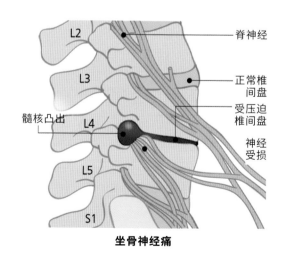

坐骨神经痛

而 L4 至 L5 之间的压迫会引发脊柱到脚掌之间的疼痛。因为椎体关节的活动会激发炎症反应，所以此时任何动作包括拱背俯身的姿势都会引起疼痛。

身体的这一反应并不令人感到意外，因为拱背俯身是从另一角度再现了拉塞格征[①]。拉塞格征在临床上用于评估神经是否受压迫：患者处于仰卧位时抬高一侧大腿，膝盖收紧，医生会记录疼痛出现时腿部的高度（通常用腿与水平面之间的夹角表示，例如 20 度、30 度、45 度）。

最有效的治疗方法为物理治疗：让压迫椎间盘的椎体相互分离。我曾经在法国阿韦龙省的埃斯帕利翁康复中心观察到一种有趣的疗法。这种疗法基于一个热水盆中的悬挂装置，利用背带将患者上半身固定，随后通过负重带缓慢地将患者的骨盆向下拉。在热水中人会感到放松，整个治疗过程愉快且见效快速。

遗憾的是，在现代医学中这类治疗手段已销声匿迹，取而代之的则是镇痛药等药物治疗方法。

"假"坐骨神经痛——梨状肌综合征

下背部是梨状肌综合征的疼痛高发区域，疼痛位置位于腰部以下的脊柱，患者往往将其与坐骨神经痛混淆。

● 　梨状肌综合征的**症状**非常有特点。

疼痛常发于某些部位，或在做某些动作时产生。除疼痛外，身体的阻滞感与无法动弹的感觉也很明显。疼痛期过后，痛感消失，一切仿佛无事发生。而与坐骨神经痛截然不同的是，坐骨神经痛会由各种动作引起，且疼痛会发生在脚、躯干等部位，因为多数动作都会引起腹部的活动，而通过躯干的杠杆臂也会带动骨盆移动，骨盆又会带动腰骶部椎体与骶髂关节。

---

① 　拉塞格征，又称直腿抬高试验。——译者注

风险时期：妊娠期

梨状肌综合征是妊娠期和产后会出现的典型疼痛。即使没有坐骨神经痛或椎间盘创伤病史，在妊娠期不曾经历梨状肌综合征的孕妇也十分罕见。

本质上这是一种生理上的器质性适应：妊娠期分泌的激素，尤其是松弛素能使韧带放松，从而让包含骶髂关节在内的骨盆关节拥有更大的活动幅度。松弛的身体将在分娩时帮助胎儿通过母体的"狭窄通道"，这一通道在分娩时扩张，在婴儿通过后再次关闭。

但我们应当学会控制这种松弛并在活动中为相应的关节提供保护，以防止在活动过程中坐骨神经受压迫。这就类似于关门时夹到手指，此时的疼痛与脊椎无关，并非因为脊柱的神经根受到压迫，而是**因为神经传导的通路受到压迫**，所以只需要打开门便能消除疼痛。我们也清楚地认识到，针对这种疼痛，任何疗法都无济于事：（妊娠期禁用的）抗炎药不起作用，因为这并非炎症；放松疗法、让肌肉放松的肌肉松弛剂（同样禁用）也都无效。这种疼痛的根源是**肌肉过度伸展而非过于紧张**。

身体的过度松弛会在产后持续数月，受错误姿势、搬运重物等因素影响，这一时期的女性具有很高的受伤风险。一些女性会因此变得终身都十分脆弱。传统社会认为妊娠易诱发风湿病，引起不规律且反复发作的疼痛，而病因不是炎症也不是创伤。医学界往往追求病理，却忽视了这些疼痛仅仅是生理适应。然而休息、停止工作这类医嘱并不对症，因为处于仰卧位时，身体是放松的，反而会出现疼痛甚至疼痛加剧，如果出现肌肉萎缩还会使病情恶化。

然而多运动的医嘱，号召"动起来"的健康宣传教育也非良策，因为有时行走也会引起疼痛，加重器质性疾病。

理疗师或骨科医生的治疗有所作用，能让肌肉放松，或许还能消除病灶，但患者在日常活动中稍有不慎，疼痛就会复发。

● 只有肌肉**形成保护层**并在活动中骨盆位置保持正确，才能有效缓解疼痛。在有着女性生育多子传统的国家，女性在产后普遍会穿上束身衣以起到保护作用。

当然，在某些种类的工作中，人们会频繁、过度地使用下背部区域。此外站立时脊柱前凸等不良姿态也会加重椎间盘的压迫，当腹部肥胖时更甚，此时腹部会让骨盆前倾。

乘坐交通工具过程中的晃动也令人担忧，因为晃动会使肌肉更加松弛。

停止工作或许是合理的建议，但不能一直卧床休息，也不能一直保持不动。相反，我们有必要进行适当的肌肉训练，以增强腿部股四头肌、背部、下腹部与盆底肌群的力量，从而确保活动过程中骨盆整体处于正确位置，不会让骶髂关节或是耻骨联合分离，就像农夫们为了帮助茎秆脆弱的树苗笔直生长或是抵御强风，有时需要绑一根支柱一样。

我们的社会执着于追求轻松舒适的按摩与精神疗法，这一切都有效果，但前提是要为关节提供保护，打个比方，就像"打开门以松开被夹住的手指，接着要防止门再度合上时手指被夹住"。

学习正确的基本姿势有助于避免压迫，还有一些姿势则能帮助我们快速消除压迫。

我们需要了解哪些动作会引发疼痛，学会控制并自主采取**骨骼层面的治疗方法**以消除压迫，解放身体。

识别骶髂关节疼痛：诱发疼痛的姿势

侧躺，维持非代偿性的脊柱后弯

我认为让孕妇或骶髂关节疼痛的患者保持仰卧、平放双腿且膝关节下方没有支撑的姿势是不可取的。这个姿势令人难以忍受，并伴有持续的阻滞感。

一些放松练习借精神疗法之名试图让人们忽视器质性疾病向身体传达的信息，这样只会给身体带来真正的折磨，因为这些信息对于调整姿势十分重要。

让骨盆处于中立位置，腰部放平，腹部肌群放松，接着屈曲髋关节，带动大腿向腹部方向移动并避免膝关节贴近胸部，这样会让腰背部的疼痛立刻得到缓解。不过，当双脚回到地面时疼痛则会复发，这是因为生理性的脊柱后弯并非最佳姿势，也不能让骨盆保持中立。

研究发现，在了解正确的姿势后，可以通过他人帮助或自主拉伸来调整骨盆位置，这样足以消除疼痛。

问题的关键在于如何让骨盆固定在正确的位置。的确，灵活的骶髂关节对于身体的轻微动作格外敏感。仰卧虽然能让人放松，但腿部会成为沉重的负担。仰卧时应当激活双腿肌肉，防止膝关节分开，但不能单纯靠身体发力来控制膝关节，因为这样会妨碍肌肉放松，并且这个状态难以长时间维持，如果让膝关节倒向一侧，脊柱就会拱起，这会再次诱发疼痛。

要让姿势回归正确位置并非易事，往往会伴随疼痛。切忌直接将腰部压向地面，而是应当抬起骨盆，向脚的方向伸展脊柱。这个动作要求很高的精准度。

为了获得放松，我们也需要借助辅助器具——支撑物、软垫、椅子或绳子等物品，固定膝关节以保持身体处于正确姿态。

我们知道骶髂关节疼痛多发于夜间。睡眠过程中，肌肉放松会导致仰卧位的姿势不佳。因此，如果姿势错误，一时的放松并非治疗疼痛的良药。

翻转背部至侧卧位

在骶髂关节活动过度引发疼痛的情况下，这种翻转似乎不可能完成。因为如果我们保持肩关节不动，转动腿部，背部的扭转会引发闪电样疼痛；同理，如果先转动肩关节且保持腿部不动，同样也会引发疼痛。然而一旦经过了这个痛苦的阶段且姿势过渡到侧卧位，疼痛就会消失得无影无踪。

因此，唯一的方法就是学会整体翻身，远离疼痛的困扰（见"日常姿势管理"一章）。

侧卧

脊柱后弯会引起疼痛，这在孕妇群体中尤为明显：受子宫重量的影响，骨盆被向前牵引，维持子宫悬挂在骶骨上的子宫骶韧带会牵引骶骨上部（S1、

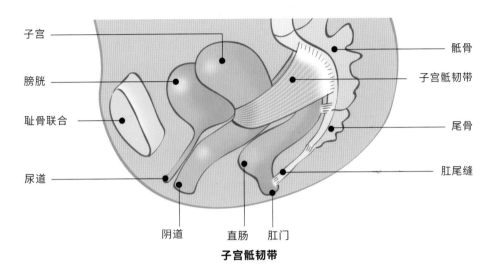

子宫骶韧带

S2直至S3区域），将骶岬和骶骨底部向前拉，使得骶骨向前旋转，导致骶髂关节的神经受到压迫。

这时可以屈曲髋关节，避免拱背，抬起一侧膝关节向胸部移动。这个动作能让骨盆回到中立位置并"疏通"骶髂关节，非常神奇。

保持这个姿势时，我们需要通过辅助器具来支撑膝关节，同时避免压迫腹部。

弯腰俯身

妊娠期间，部分女性的腰椎疼痛会得到缓解，这是因为隆起的腹部可以防止拱背俯身这一错误姿势。遗憾的是，婴儿出生后，子宫不再妨碍行动，错误的姿势会再度出现。尤其在照顾婴儿时，女性需要在摇篮、护理台、浴盆边反复弯腰俯身。我们只需要稍加注意便能减少这些不良姿势，例如调整婴儿用具的高度，从而改善年轻母亲们的姿态。

俯身时，要将臀部向后移，保持膝关节放松。可以想象在下腹部和大腿之间压着一个皮球。所以，与其说"向前俯身"，不如说"身体向斜后方提升"。

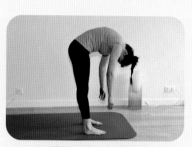

错误示范：拱背俯身

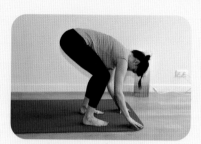

正确示范：臀部向后拉

这类似于仰卧时臀部贴地，屈曲髋关节带动大腿向腹部方向移动的动作。这个姿势能让骨盆回到中立位置，避免脊柱后弯和压迫，疼痛也会立即随之消失。

通过这种方式弯腰俯身，可以保持下背部伸展，不会诱发骶髂关节疼痛。在膝关节正确屈曲的前提下，这种俯身方式同样适用于患坐骨神经痛的人，能让疼痛降到最低。

非洲人倾斜的骶骨角度会给人脊柱后弯的错觉，我们能看到他们在俯身时腿部伸直，席地而坐时不会盘腿，伸直的腿部与身体呈直角。而真正的脊柱后弯患者则相反，当他们在伸直膝盖的情况下弯腰或者席地而坐时，下背部通常会拱起。

如果在错误的拱背姿势下俯身导致疼痛时，只需要让臀部后移即可。这并不会导致脊柱后弯，因为髋关节位于脚后方，股骨与背部的夹角也小于90度。在随后起身时则应避免拱背，想象背上绑着一根扫帚杆，身体以髋关节为轴转动。

我们可以做这样的练习：双臂向后伸直贴于背上，尽可能与背部保持最大接触面以防止背部屈曲，双手十指交叉握住，膝关节放松或者屈膝。起身时利用手腕力量将臀部向后推，而双臂发挥了扫帚杆的功能，防止背部拱起。

从椅子上起身

久坐后人们通常会用力挺腰来帮助起身，然而这个动作会将腹部和骨盆向前推并会导致脊柱后弯，而且可能立刻引发疼痛。

我们需要学会这个动作：背部保持挺直，仿佛身上穿了束身衣。整个背部作为整体向下俯，直至身体重量转移到脚上。随后我们恢复站立，只需要想象后背绑着一根扫帚杆，上身不施加任何推力，身体回正仅依靠腿部力量。

想要坐下时，则应当先俯身，双手探向座椅，接着保持背部挺直，臀部滑向座位。

遵循这种流程既能避免疼痛，还能锻炼股四头肌。由此可见拥有强健双腿的重要性——防止腹部前凸，避免脊柱后弯。

行走

行走也会诱发腰背疼痛，尤其是散步、驻足（参观博物馆）以及静态站立时。

我们会发现快步、大步走时，身体疲惫感减少，疼痛也不会出现。但快速行走时，身体会由脚后跟支撑时的直立姿态转变为前倾姿态。

此时，使用骨盆固定带会非常有效。

诊断方法：功能诊断、物理诊断与放射诊断

久坐与日常姿势都可能引起骶髂关节的刺痛。我们会通过脊柱X线检查来寻找椎间盘病变，但无法从X线检查结果中看到椎间盘突出。不过脊柱X线检查依旧能显示一些异常结果（其实没有任何一根脊柱是完美无缺的），例如脊柱侧凸（我们都存在脊柱侧凸，更确切地说是双重脊柱侧凸，但侧凸并不会直接导致骶髂关节疼痛）、陈旧性关节炎、椎体滑脱等。

当无法解释疼痛时，我们还会进行其他医学影像学检查，但往往也不能给出确切的答案。我们还会在脊柱上寻找其他部位的病症。

磁共振成像能显示出骶髂关节的不对称情况，但想要真正找出问题，应在负重站立并进行活动时检查，但目前的技术无法实现这一点。

因为无法明确诊断，我们只能将疼痛归因于心理作用、糟糕的工作状态、

体重增加、疲劳……当然，问题的根源其实还是在于器质性问题。

其实，借助简单的生物力学测试便能快速诊断并给出姿势矫正的治疗方向。

腰骶部的菱形区

我们能在下背部看到一个菱形区域。上缘始于骶岬与第一骶椎椎板，两侧位于骶髂关节窝，下缘延伸至骶骨和尾骨间关节。

右侧图很好地展示了骨盆的平衡与宽度：

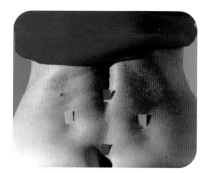

腰骶部菱形区

- 两侧骶髂关节窝应位于同一水平线上，脊柱应穿过两个关节窝连线的中点，不靠近其中任何一侧。在过去，由于营养缺乏，缺钙（会导致佝偻病）以及未能及时矫正的先天性畸形（畸形足、膝关节内翻或外翻、髋关节脱位等）都会让骨盆出现严重的失衡。

- 骶髂关节窝之间的距离能体现骨盆的宽度。事实上，分娩期间骶骨的宽度不会发生改变，耻骨长度与髂骨宽度也保持恒定——这些骨骼不会"生长"，只有骶髂关节与耻骨联合能对骨盆直径进行适度调整。值得一提的是，耻骨联合的严重病理性分离将引起剧烈疼痛，破坏骨盆稳定，尤其在行走时产生剪切效应，影响双足提供支撑的功能。如果骶髂关节狭窄封闭，耻骨联合承受的压力就会更大。

在产科诊疗没有影像学或外科手术作为辅助的时代，医生通常会检查女性腰骶部菱形区的异常情况。

伴随着超声检查、硬膜外麻醉与剖宫产技术的发展，产科诊疗取得了长足进步，但女性妊娠期间的骶髂关节疼痛以及产后骨盆不对称的问题仍然存在。在问题没有得到控制、关节未恢复平衡的情况下让女性快速站立以及分娩都会使疼痛加剧。

传统社会中，分娩后的闭合在双脚重新站立之前会接受物理治疗（基于经验的骨科治疗），不会像今天一样如此快速地站立行走。她们在产后数周会保持仰卧姿势，以按摩手法闭合骨盆并恢复其平衡，往往还会缠绕绷带以保持正确的姿势。

骶髂关节测试

测试骶髂关节是否有问题很容易。在保持身体直立的情况下，观察腰骶部菱形区，确定骶髂关节窝的位置，将两个拇指置于双侧关节窝并抬起一侧膝关节，随后放下再抬起另一侧，保持手指跟随骶髂关节移动。在正常情况下，当膝关节抬起时，同侧的骶髂关节窝会下移。

很多时候，一侧骶髂关节窝在抬起同侧腿时下移，但另一侧会在抬起同侧腿时上升，这说明上升侧出现了问题。我们应找到问题根源并予以纠正，这需要更全面的分析。

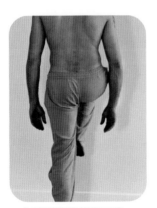 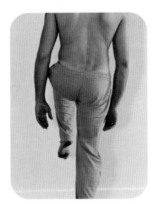

右侧骶髂关节窝下移　　　　　　　　左侧骶髂关节窝上升

我们可通过拉塞格征来判断一个人是否患有坐骨神经痛：可以采取仰卧位，或者在膝关节伸直的状态下俯身，如果患有坐骨神经痛，剧烈的疼痛将很快出现并放射至腿部。若脊柱神经根处无病变，则膝关节后侧或腓肠肌会出现牵拉引起的疼痛，疼痛程度与身体柔韧性相关。

 日常生活中俯身时切记要屈膝，疑似患有坐骨神经痛时更应当注意。

保持骶髂关节正常的灵活性，避免不对称

行走或跑步时，股骨头带动支撑腿一侧的髂骨向上向后移动，使另一侧骨盆前移。这样的动作会不断地重复。

如果持续不断地上楼或下楼，总是靠一侧身体提供支撑，那么支撑侧会感到不适。的确，我们有一条主力腿提供牵引力，另一条随之运动，但如果总是由单侧腿发力或提供缓冲，则这条腿的关节面会不断受刺激。

同样，从跪姿起身或是跳华尔兹时，也往往是单侧腿提供支撑。显然，起身时应尽量有意识地交换支撑腿，以避免加重生理性不对称导致的肌肉不对称，特别是股四头肌不对称，因为该处肌肉不对称会引起人体整体失衡，形成恶性循环。

我的瑜伽老师雅克·蒂博曾这样描述患者的骶髂关节疼痛：当汽车没有自动变速箱，需要手动换挡时，右脚的活跃程度通常比左脚高许多；与此同时，受脚踏板位置和阻力的影响，骶髂关节还会出现炎症，而对于开车时姿势不正确的人而言，问题更严重。

在办公桌前交叠双腿久坐（始终保持同一条腿在上），也会损害骶髂关节。

妊娠期与产后

妊娠期是一个高风险时期：身体分泌的松弛素会加剧肌肉松弛，增大关节活动幅度。女性体重在数月内迅速增加，而肌肉组织与骨骼都未适应这一生理变化，对于身材小巧的女性而言，快速增长的体重使肌肉组织更难适应。同样增长15千克体重，体重基数70千克的人的关节，相对于体重基数50千克的人的关节来说更容易承受。妊娠期骨骼肌会"消融"，因为摄入的蛋白质需要为胎儿提供营养，帮助子宫肌肉扩大（扩大至原本的40倍）以及延展腹直肌（15厘米）。此外，身体的灵活性也会降低，尤其对于女运动员而言，这是一种折磨。

身体静态结构的变化也是引起骶髂关节疼痛的重要因素。身体需要容纳长达33厘米的子宫，并通过分离腹直肌以大幅度增加腹围，胸部会变得很重（同样地，如果胸部原本很小，身体的负重往往更大）。这些悬挂在前方的重

量改变了身体的重心和脚部的支撑点，导致足弓趋于塌陷，腰椎前凸加剧，脊柱出现后弯以进行代偿。

当然，这些影响也取决于身体原始的平衡和体态——在生育问题上，并非人人平等！总体而言，自然界处于内部平衡的状态。但在生育方面，大自然并未给予女性足够的适应性：不论女性身高是1.5米还是1.8米，子宫的高度恒定，不论体格娇小或是强壮，女性都需要在腹中孕育重量为4千克左右的胎儿。显然，对于身形小巧的孕妇来说，腹部会向前和向肋下延伸。根据身体状态的不同（例如肋骨是否灵活，浮肋是相互分散还是紧贴，剑突角是否闭合，肩关节是否内扣，上背部是伸展还是拱起），子宫扩张的位置会有所不同，背部的肌肉张力位置也会转移。

如果女性放任腹部前移，加剧腰椎前凸并引发骨盆前倾，子宫就会像酒从倾斜的酒杯中倾泻而出，进入有空间的区域。显然，此时椎间盘后侧受到压迫，最重要的是髓核也可能受影响。椎体的形态与棘突的作用会限制椎间盘后侧的压迫。腰部疼痛多为肌肉疼痛。腰部的紧张则可能源于腰肌和髂腰肌的收缩。当我们通过腰部伸展来拉伸腰肌和髂腰肌，例如练习幻椅式或臀桥式时（见后续章节练习部分），这部分肌肉会十分敏感。

但最常见的依然是骶髂关节疼痛。

如下页图中所示，当腹直肌过度伸展以至于分离时，腹部的横向肌肉无法发挥功能，此时女性会借助双手来支撑腹部带来的重量以避免身体下坠。

另一个经常被忽视的因素是子宫的位置，子宫通常前倾，但也存在后倾、折叠的可能。在妊娠早期，子宫呈直立状态。从怀孕第4个月开始，子宫向腹腔内扩张，位于两侧髂骨及紧绷的下腹横肌上方。随后子宫会向身体右侧扩张，这也是它唯一可以移动的方向，因为左侧分布着胃和心脏，下方由膈顶占据。子宫逐渐如气球般膨胀，随着其增大，腹直肌将自下而上地分离。此时子宫仿佛一个上宽下窄的热气球，底部与骨盆相连，并向右倾斜。

如果身体的静态姿势正确、腹腔上部有空间且肋骨能轻松舒展开，子宫会保持竖直状态，支撑其悬挂的韧带也能和谐地伸展。这通常是孕育头胎时的情形：子宫处于高位（孕妇会认为胎儿位置高），它与下腹横肌之间有一个清晰、平坦的分界区，该区域以上是"腹部"。

若腹腔上部没有足够空间，腹直肌过度收缩且难以伸展，肋骨之间的空间狭小（剑突角闭合），膈肌运动将会受阻，从而会导致呼吸困难、呼吸变浅且呼吸位变高。孕妇还会感到肋骨下方疼痛并伴随反酸烧心，肩膀会趋于内扣。孕妇试图挺直背部时，会使上背部肌群会因收缩而变得紧张。此外，孕妇还会出现肩胛骨下侧的疼痛。

当腹直肌难以伸展且连接肋骨的部分彼此靠近时，肚脐上方的腹直肌下部就会出现分离，在水平方向上扩大缝隙。肚脐处会凸起，如果此时孕妇抬头，内脏会从腹直肌之间的柔软空间里通过。

如果腹直肌过度发力，它将持续性紧张，孕妇会感觉腹部始终坚如磐石、难以放松且无法进行腹式呼吸。肌肉紧张会阻碍子宫增大，于是从怀孕第5个月开始孕妇将频繁出现宫缩，宫缩频率将在怀孕第5至第7个月间达到最大值。

若孕妇脊柱后弯严重且韧带非常松弛，子宫会前倾并加剧脊柱的后弯，腹直肌分离的位置会更低，出现在肚脐和腰部，背部紧张的位置也会下行至骶髂关节处。子宫骶韧带会让骶骨前旋（骶岬朝前、尾骨朝后），但这与妊娠期状态不符，反而贴近分娩后的情形。骶骨前旋这一静态姿势会使下腹横肌因放松而无法为下方的子宫提供支撑。

为了给前倾的器官提供支撑，盆底肌群会过度收缩，从耻骨延伸至尾骨的耻骨直肠肌也被过度拉伸以帮助骨盆与括约肌闭合。若耻骨直肠肌过度紧张，它会拉动尾骨妨碍其向后翻转，从而引起骶尾关节和骶髂关节疼痛。反之，若耻骨直肠肌过于放松且肌张力减低，松弛素会导致括约肌松弛，进而可能引发压力性尿失禁或阴吹。

通常在二次怀孕时，孕妇才会遇到胎位低的问题，同时会产生沉重感和更剧烈的下背部疼痛。

这种情况下孕妇难以进行腹式呼吸，腹部的带状肌肉（水平方向与斜向的肌肉）无法保持弹性以及支撑前方的子宫，也无法阻止子宫前倾拉动韧带。由于子宫位于右侧，子宫骶韧带出现的张力不平衡会使得骶骨倾斜，分布在骶髂关节处的一侧神经受到压迫，带来髂骨前移的风险。

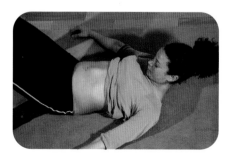

腹部的轻微凸起表明腹直肌分离
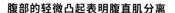

静态姿势的重要性

许多孕妇都会尝试消除脊柱后弯，以此调整由脊柱后弯导致的身体失衡。

在这种情况下，对骨盆翻转的误解比以往更加常见。如果收缩腹直肌并让耻骨靠近胸骨，子宫的扩张空间将会减小，同时还会压迫胃部，导致呼吸困难以及腹直肌分离。

与所有的主动收缩过程一样，孕妇很快便会精疲力竭，于是腹部会再次前凸。在主动收缩过程中，骶髂关节前侧受到压迫；被动收缩时，则是后侧受到压迫。

若孕妇挺直上背部，后拉肩关节，就会使背部肌群，尤其是肩胛骨（胸罩扣的位置）处的肌肉紧张。身体向后倾的趋势会迫使双脚呈外八字站立，腿部紧张，从而压迫骶髂关节。控制股骨外旋的肌肉是梨状肌与闭孔内肌，此时它们会压迫骶髂关节处的神经，并使盆腔的肌肉僵硬，在分娩时可能会带来问题。长期采用这种外八字步态的舞蹈演员或是体操运动员，其盆底肌群的弹性往往较差，骨盆下部也难以打开。

根据身体形态的特点以及身体松弛度，我们会发现矫正静态姿势的重要性。人类与四足动物不同，它们的内脏分布在悬挂的腹部上，腹部能分摊重力与支撑力；它们的股骨内旋，骶骨呈水平状态且不受束缚，子宫骶韧带与外旋肌群放松，骶髂关节不受压迫。相比之下，人类双足直立的姿态可谓是棘手的挑战！

所以，分娩时背部疼痛的产妇会不由自主地想用四肢支撑身体，上半身前倾。遗憾的是，她们在妊娠期却不曾想到用这个姿势来缓解疼痛。

如果需要保持直立但子宫出现向前、向下倾斜的趋势，合适的改善方式是在腹部下方为子宫提供支撑，使其向上向后归位。孕妇通常会用双手托举腹部，但这并非长久之计。

在很多地方的传统文化中，孕妇会穿戴孕妇带来支撑骨盆，孕妇带佩戴位置较低，通常位于股骨上部，从腹部下方绕过，延伸至肚脐。

　　如此一来，腹腔上部就需要预留足够的空间，这也关系到头部的位置。事实上，在任何姿势下都应保持背部呈一条直线，如同仰卧位时双腿搭在椅子上的姿态；或者我们可以四肢支撑于地面，背部伸直，将臀部置于膝关节后方；再或者采用背部靠墙的蹲姿，这样就可以进行腹式呼吸了。同样，能否进行腹式呼吸也是判断姿势正确与否的标准，呼吸时不会有其他肌肉主动收缩，只有呼吸肌群参与。

孕妇带

　　一旦妊娠期需要通过肌肉主动收缩来弥补不平衡的姿态，孕妇就应借助器具来提供支持。背痛的孕妇如果不戴上孕妇带或穿上合身的束身衣，可能会出现产后并发症。

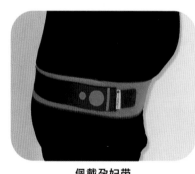

佩戴孕妇带

　　但孕妇带不是用硬支架束缚背部，而是从后方给背部以支撑，引导背部挺直，使腹部肌群向上伸展。

　　孕妇带应起到让身体保持在正确位置的作用，但穿戴时孕妇不能让身体过度松懈。它是增强背部力量的辅助手段，其应用是主动而非被动的过程。

向上延伸：腰痛

　　若脊柱过度后弯压迫骨盆，可能会引发腰痛。在这种情况下，我们应避免从某一错误姿势过渡到另一错误姿势，因为此时脊柱已经由于弯曲而变得十分敏感。

通过拉伸来消除脊柱过度后弯能立竿见影地缓解疼痛，例如卧位时将双脚置于椅子上且骨盆处于中立位或者悬挂式下蹲，这些姿势都能带来神奇的放松感。

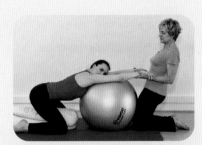

双人的伸展练习

两个人一组，借助瑜伽球进行。我们采用四肢支撑姿势，在两腿之间放置一块软垫，搭档跪在瑜伽球前方，拉动我们的前臂向前，我们则借助骨盆的重量向后拉。这个伸展过程令人非常舒适。这个动作也可在分娩台上完成。

采用婴儿式或俯卧在软垫上，借助呼吸就能达到良好的伸展效果。

吸气时，鼻腔张开，腹部不发力，只需要轻微鼓起。由于大腿或软垫会对腹部放松产生阻碍，膈肌下降幅度减小，呼吸能对腰部起到拉伸作用，我们能明显感觉到这一点。呼吸能为身体带来真正的按摩。

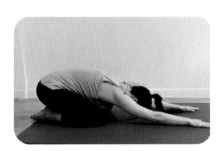

婴儿式

急性腰扭伤

急性腰扭伤通常发生在拱背俯身以及负重起身时。

身体的僵硬往往在瞬间发生，疼痛如闪电一般出现。有时只是因为打喷嚏、在过低的洗漱台刷牙、洗头时俯身向前，人们便立刻无法直立，身体完全僵硬，背部仿佛被焊在了腰上。任何向前或向后的动作都会引发剧烈疼痛。此时人们也无法深呼吸，因为膈肌脚的运动会带动脊柱，从而引发疼痛。肌肉收缩在两侧同时发生，产生的巨大力量会让后背变成一面"墙"，对髓核产生压迫。

这种情况多见于肌肉紧张、肌肉发达、身材矮壮或身体不太放松的人群，其背部肌群呈收缩状态，就像很多运动员在席地而坐时无法伸直双腿一样。

自我放松

为了放松肌肉、解放呼吸并逐步减轻脊柱压迫，采用药物治疗也是必要的，此时抗炎药和肌肉松弛剂都非常有效。

还有一些辅助方法，例如主动放松、被动拉伸、按摩和热敷也不容忽视。如果能够使用浴缸，可以泡热水澡，但这在疼痛发作的最初几天通常难以完成，因为肌肉收缩会限制脊柱的灵活性。

仰卧位时将双脚置于椅子上属于被动拉伸，这一姿势也有益于肌肉放松。

用非弹性布料制成的宽绷带（类似于襁褓）将骨盆至胸部下方的部位包裹起来，能够让肌肉组织稍微放松，因为此时身体被动固定，活动也受到了限制。如果没有宽绷带，宽的腰带、固定性较好的围巾也能帮助我们缓解疼痛。有一次，在前往威尼斯的旅途中，我的同伴突发急性腰扭伤，但那时我们必须驱车返回巴黎，多亏后来我们找到了一条宽大的贡多拉法兰绒腰带，才得以完成这趟旅途。

最有效的放松姿势是充分伸展身体，这能够让紧缩的肌肉放松。这些动作也可以自己完成（参见第四章）。

我将在最后一章深入探讨这些动作，但在急性腰扭伤发生后的最初几个小时里，想要完成这些动作并非易事。

腰扭伤后，从仰卧位过渡到坐姿时，能最大程度减轻疼痛并且能拉伸身体的动作是：双手扶住膝关节后侧使一条腿悬空，随后这条腿猛地用力向前伸并带动躯干起身。过程中切忌抬头，保持颈部姿势不变，保持双臂紧张，将所有力气集中于这条腿的"临门一脚"。

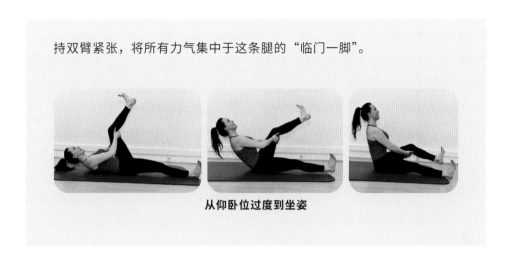

从仰卧位过度到坐姿

预防腰痛

相较于坐骨神经痛，腰痛的复发概率更低。生活中要避免屈曲脊柱，通过髋关节与膝关节屈曲来控制身体发力，就能预防腰痛。我们需要增强股四头肌的力量来平衡腘绳肌的紧张与收缩。同时，应拉伸长期收缩的腹直肌，因为腹直肌收缩会导致身体屈曲，妨碍背部挺直形成脊柱保护层。我们还需要练习充分伸展身体，拉伸腹股沟（腰肌）与腘绳肌（大腿后侧肌群）。我们将在最后一章学习这些姿势。

2

向上追溯：中背部

　　根据椎体的解剖形态，中背部，即肩胛骨顶端至肩胛骨下角区域控制着双臂的所有运动。双臂的运动不仅需要借助肱骨在髋臼内的旋转，还需要借助肩胛骨的上下旋动来完成。

　　值得注意的是，始于这一区域的颈长肌是头部活动的支点。

　　该区域的脊柱也参与了躯干的扭转运动、肩关节和上背部的旋转运动。

　　无论是左撇子还是右撇子，我们日常生活中单侧的运动都对该区域产生着持续的影响，也导致了姿势的不对称。

　　法语中 dextérité（灵巧）一词源于拉丁文 dexter（右侧），同时又衍生出

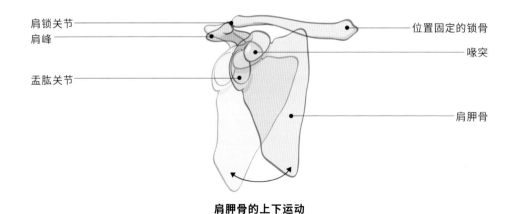

肩锁关节 ——————
肩峰 ——————

位置固定的锁骨 ——————

喙突 ——————

盂肱关节 ——————

肩胛骨 ——————

肩胛骨的上下运动

ambidextre（双手同样灵巧的人）一词；而法语的gauche（左侧）来自拉丁文sinister（左侧），而后诞生了sinistre（不祥）一词——这源于宗教的意涵，圣子在圣父的右侧，亚当的右侧肋骨孕育了女性，贵客安排在主人的右手边，婚戒戴在右手无名指上，将身体两侧分为洁净与肮脏（伊斯兰教教义）……总而言之，一切都强化着不对称性，仿佛右侧比左侧更尊贵。这在过去为左撇子带来了诸多惩罚与质疑。

人体在行走、爬楼梯和跳跃时都采用了不对称的支撑方式，动力腿比支撑腿提供了更大的推动力。

这个现象始于幼年。与四足动物一样，婴儿没有表现出不对称性。然而，当婴儿处于跪姿且准备站立之时，便会习惯性地伸出一只脚来起身。如果观察游乐园中爬滑梯的孩子们，我们就会察觉他们总是用同一只脚先踏上更高一级的台阶。

随后，我们趋于将同一侧的腿叠放在另一侧的腿上。如果观察橱窗前的行人，我们能发现他们在街上前行时都靠向一侧，向相反方向走时则靠向另一侧。如果我们和其他人的行进方向不一致，就会撞上迎面而来的人流。

髋关节一直进行着不对称的运动：一侧打开（外展），另一侧闭合（内收）。

肩胛带（肩关节和肩胛骨）也表现出同样的不对称性。在行走过程中如果有人从后方呼唤我们，我们总是会朝同一侧转头和肩。倒车时，我们也习惯于将头转向特定一侧察看。许多人在睡觉时总是朝向同一侧并且很难更改位置（通常睡觉时我们会倾向于朝向床外侧）。

除了双手有灵巧程度的差异外，进行提举动作时双臂往往也是不对称的，某一侧手臂会更有力。显然，某些运动或活动会加剧这种生理不对称。日常生活中更是鲜有补偿性的姿势或是活动，因此在运动和训练过程中，我们应当有意识地重塑平衡。

拱背

由于大多数活动都需要长时间使用双手，上肢会前倾，所以在视觉上"正常"的身体状态是上背部略微隆起。

闭合的姿态

岁月流逝，在重力作用下脊柱会自然地前屈，呈现出一种"疲劳感"，这是肌张力减弱的正常标志。在悠悠岁月里，身体对抗重力的能力慢慢变弱，身高也减少了数厘米。与茁壮成长的孩子相反，变老过程中，我们的身体会愈发趋向闭合与蜷缩。

原本正常的姿势会演变成病态的姿势，最终造成脊柱前屈（驼背）。

这样的屈曲状态很少引起中背部疼痛。然而如果腰部屈曲，尤其是处于坐姿时屈曲，则会导致腰痛，还可能引起呼吸不畅和胃食管反流。努力挺直背部时你也许会感觉疼痛，这是收缩的肌肉在拉伸时的自然反应（就像拉伸大腿后侧肌肉时一样）。

神奇的练习

双人快速放松法

我们坐在椅子上或瑜伽球上，搭档在对面站直或坐下（取决于体形差距）。我们抬起双臂，双手环抱搭档的颈部或搭在对方的肩膀上，身体前倾，额头或耳朵靠在搭档的胸口。搭档的双手分别置于我们的肩胛骨顶端，轻轻地向斜前方拉动，按摩肩胛骨顶端并伴随轻微的摇晃。

这个方法能让上背部瞬间放松，尤其对久坐或由哺乳引起的肌肉紧张格外有效。

背部倚靠瑜伽球并轻微摇晃

搭档坐在瑜伽球上，我们席地而坐，背靠瑜伽球。球体应达

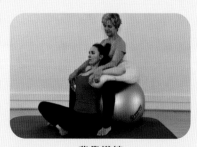

背靠搭档

到能够支撑肩胛骨顶端区域的高度。我们的双臂置于搭档的膝关节上方，头部不后仰也不前倾。腋下略微悬空，身体轻柔地伸直，防止脊柱后弯。搭档在球上轻微摇晃时，会让我们仿佛置身于摇篮中，非常放松。此时，腹部有足够的空间让膈肌抬升，我们能顺利地进行腹式呼吸。

在没有搭档的情况下，我们可以借助软垫来支撑双臂。

进阶拉伸：完全伸展

我们的双臂向后环抱搭档的双肩，搭档向后拉动我们的手臂并借助膝盖打开我们的胸腔，这能真正地释放压力。

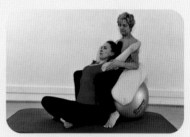

双臂向后环抱搭档的双肩

猫伸展式

这是非常有效的上背部拉伸动作，且没有脊柱后弯的风险。

摆正位置，以四肢支撑。双肘触地并相互靠近：该动作能有效预防肩胛骨顶端区域的脊柱后弯。接着将双肘移至刚才手腕触地的位置（身体的重心前移）。

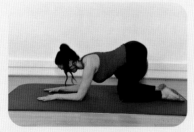

手肘平行摆放

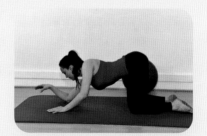

双肘移至刚才手腕触地的位置

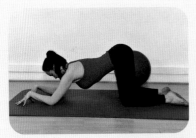
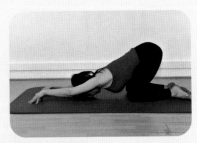

臀部向后拉伸，双臂伸直，十指撑地

十指撑地向前拉伸。双手指尖用力，手指支撑并将身体向后拉伸，双臂伸展且双肘离地。

如果肩膀出现剧烈的疼痛，则让双手平贴于地。

身体往脚后跟方向移动，同时十指用力压在地上与之对抗，就像用爪子抓住地毯的猫一样。

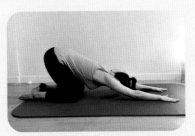

十指撑地向前拉伸

弹力带

以穿披肩一样的方式佩戴弹力带也能让人格外放松。

将弹力带像披肩一样裹住双肩，双肘贴靠身体，拉开双肩肩峰的距离并放松斜方肌。

这个方式能立竿见影地让身体放松，特别受哺乳期母亲们的喜爱。

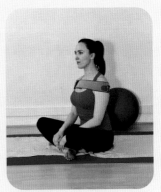

如同穿披肩一样佩戴弹力带

平坦的背部

极度紧张与剧烈疼痛的来源

在日常生活中，背部平坦或凹陷的人会承受更多的疼痛。

有过背部平坦的人，其身体呈现反向的曲线，肩胛骨顶端区域的2至3个椎体间会出现凹陷，仿佛楔子或尖头物体嵌入了椎体之间。脊柱的生理性正弦曲线出现断裂，笔直的中心轴线与肌肉保护层的连续性也不复存在。这种凹陷会引起尖锐的刺痛和灼烧感。

因此，背部平坦的人或许会试图拱背来缓解疼痛，但拱背并不能真正伸展上背部。相反拉伸时下背部会拱起，整个身体呈现反向曲线。

平背人群的背部矫正相对比较棘手，因为矫正方式复杂且患者很难在日常生活中保持矫正姿势。将极度后凸的背部矫正至症状较轻的脊柱后凸反而更容易。让驼背的成年人保持背部挺拔很难，但如果是孩子，我们可以给孩子穿上束身衣来矫正脊柱侧凸和脊柱前屈。矫正背部塌陷始终很难，或许有效方法是在身体内部放置一个"支撑物"将凹陷区向外推，但这显然不现实。

平背人群的镇痛姿势

拱背上推

双肘朝上，双肩内扣并上抬。将肩胛骨下角区域向后推，扩大肩胛骨间距。

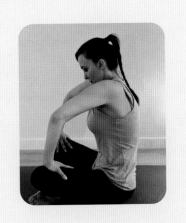

双肩内扣并上抬

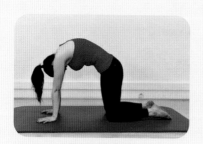

四肢支撑并拱背

打开身体后侧

在保持这个姿势的过程中，我们要调整姿态和呼吸以适应这种非生理性屈曲。

将身体重量转移到双手，通过胸腔上部呼吸，同时收紧腹部使空气进入肺部后方，由此来加强上背部的伸展效果。通过让身体前侧闭合来打开后侧，让前侧更多地承担身体的重量。

婴儿式

再次趴在软垫上放松。此时进行按摩也十分有效。

借助软垫来放松

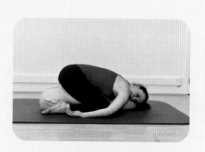

坐姿鹰式

采用坐姿，将双臂置于身体前方，手肘交叉，手背贴在肩部。坐骨坐在地面，肩关节与双肘上抬，目视地面，颈部向上推。此时背部呈均匀的弧线。用上胸部呼吸，保持腹部收紧，吸气吸入后背。

**保持身体高度，
肩胛骨向上、向前移动**

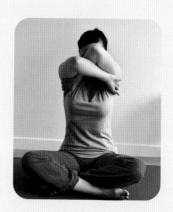

借助拉力带的拱背后推

采用坐姿，伸直双腿，若身体僵硬可略微屈膝，将非弹性拉力带绕过腋下，用两只脚踩住拉力带，让骨盆前倾（坐骨向后拉），调整拉力带使其绷紧并支撑在背部上。借助中背部力量将拉力带向上提，通过呼吸打开背部。

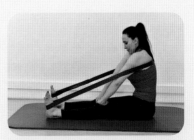

用非弹性拉力带为疼痛点提供支撑

弹力带绕肋骨一圈

将弹力带绕肋骨一圈，在这个姿势下，利用呼吸来打开背部而不是胸部。

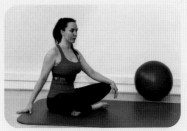

用弹力带帮助打开背部

双人伸展与按摩

具体可参见后文"按摩"相关内容（见第181页）。

脊柱侧凸

我们每个人的身体都存在生理性的脊柱侧凸，任何脊柱都不可能完全笔直。从生理角度看，双腿长度也略有不同，因此身体会进行代偿以保证骨盆垂直于地面。在更高的位置，身体会再度进行调整，使双肩高度一致且视线保持水平。

然而有的孩子在3岁以前便会出现明显的脊柱畸形，随着身体迅速发育，畸形愈发严重，这种情况应当尽早进行治疗。

在青少年时期也会发生脊柱侧凸，这类病例通常程度较轻，但伴随快速发育，病情可能会迅速发展。

成年后，大多数脊柱侧凸会趋于稳定，但受其他因素影响（例如压迫、脊柱前凸、身体屈曲、不对称等），出现器质性损伤的风险会增加。

影响

部分动作例如扭转动作会因脊柱侧凸受到限制。有时脊柱侧凸也会导致身体在仰卧时不稳定，在侧卧时易失去平衡，或者往不同方向侧卧时有较大差异。

由于压力不对称，严重的脊柱侧凸也会对呼吸产生影响，加剧身体畸形：一侧肺较另一侧更开放，空气流动性也更强，这让后果与成因之间形成恶性循环，加剧病症。

脊柱侧凸对各脏器产生的影响具有相同特点：肝、胃、心脏都可能受到压迫。

在比较严重的情况下，脊柱侧凸患者需要手术治疗并长期穿戴塑形的束身衣。

最佳练习

推荐四肢支撑、单侧拉伸、对角姿势、伸展运动、扭转运动等练习。

但最重要的是呼吸：我们应找到气道更开放、呼吸量更大的一侧鼻腔，减少其呼吸量，让另一侧鼻腔增加呼吸量。毫无疑问，呼吸的控制权掌握在鼻腔。

婴儿仅通过鼻腔呼吸，当他们出现呼吸问题时，会先出现鼻翼翕动，随后是抽动；吸气时，胸部与膈肌抬升，呼气、鼻腔扩张时，膈肌下降。

我们将在"引发背痛的内脏诱因"一节（见第142页）讨论更多细节。

假性脊柱侧凸

这类现象很常见，我们只需要在街上观察行人，尤其是用力提着重物、单肩挎手提包或是用一侧髋关节托着婴儿的人，就会发现许多人都有不同程度的体态问题。在大多数体育运动中，身体两侧的运动也是不对称的，游泳有时候会暴露出这个问题：一只脚的摆动会更有力，行进的路线也总是趋于同一方向。自由泳时，某一侧的呼吸也会更自如。

通过简单的测试来区分假性脊柱侧凸与脊柱侧凸

在假性脊柱侧凸的情况下，我们能观察到椎旁肌的收缩。如果观察四肢支撑时的背部状态，会看到一侧肌肉凸起，但另一侧则没有。

不良的日常姿势是假性脊柱侧凸的罪魁祸首。我们应通过系统性练习来矫正日常动作与姿势：提重物时交换手臂，背斜挎包，背双肩包，坐下时不要交叠双腿，爬楼梯和从地面起身站直时交替使用主要支撑腿，调整工作姿势，避免单侧过多发力，不要用滑板车，必要时垫上脚跟垫，等等。还应当选择对称性更强的体育运动（如行走、跑步、骑单车、骑马……）来弥补过度的不对称运动所带来的影响。

参考姿势

首先是躯干的单侧屈曲。

四肢支撑的匍匐前进式

从四肢支撑姿势开始，轻轻将一侧膝关节前移，例如，将右侧膝关节向前移，同时让右大臂垂直，肘关节放于地面。

左手尽可能向右前方伸出，臀部向后拉，头向右转，视线看向双脚的方向。拉伸身体的左侧。此时呼吸主要靠左侧肺部，左侧膈顶与肋骨运动幅度大于右侧。反之亦然。

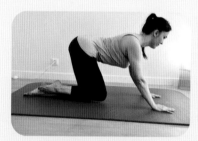
右侧膝关节稍稍前移

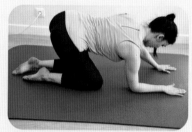
大臂垂直，肘关节放于地面

需要找到更僵硬、更不舒服的一侧，保持该侧拉伸更长时间并增大该侧的呼吸量。

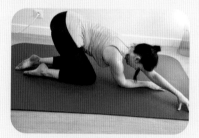
左手尽力向右侧伸出

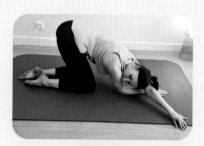
看向右侧

如果加上假胸式呼吸练习（参见第147页），膈肌的活动幅度会更大，练习强度也会提升。

美人鱼式：借助瑜伽球

在瑜伽球旁坐下，让贴靠瑜伽球一侧的腿折叠，髋关节屈曲角度大于90度，防止脊柱后弯。另一条腿自然伸展，骨盆置于下方的脚上。

拉伸一侧身体，使身体尽可能达到瑜伽球的最高点，并让头部靠在弯曲的手臂上。

贴靠瑜伽球一侧的肋骨下方区域拉伸度达到最大。

我们可以在拉伸的同时进行按摩，并旋转骶骨以减轻骶髂关节的压迫。

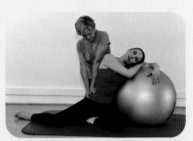

美人鱼式

借助转椅和桌子

双臂叠放在桌面，头置于手臂上。将转椅后推以拉伸背部，随后保持手臂位置固定，开始转动椅子。在类似四肢支撑的状态下进行单侧拉伸，这非常有趣。

随后拉伸另一侧，在有不适感的一侧停留更长时间。

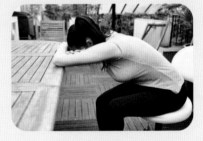

利用转椅进行单侧拉伸

3

最脆弱的部位：颈部

人的头部就像一个很沉的球体立在躯干的顶端，仿佛圣诞树顶的星星。这颗"球体"由寰椎和枢椎支撑。这两个最靠前的脊椎在形状上与其他椎体有巨大差异，它们共同组成了让头能朝多个方向活动的结构。

于是我们的头可以低下、后仰、右倾、左倾、右转和左转，有时甚至能倒立……**不过此时头部并没有负重。**

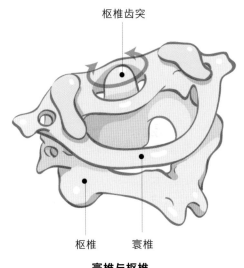

枢椎齿突

枢椎　　寰椎

寰椎与枢椎

致命的问题

与股骨头、肱骨头类似，头部优越的灵活性得益于其浑圆的形状，但这样的灵活性显然会让脊柱变得脆弱。对抗重力的肌群也需要高强度工作。新生儿的头部容易前倾或是后仰，这是很危险的，因为给小脑和延髓供血的动脉会穿过头部后方并通过枕孔进入颅内。如果动脉受到压迫，脑部血液循环就会不畅。婴儿没有发育完善的肌肉组织来让头部向前回正，所以我们会教父母们托住婴儿的头部。

成年人坐着睡着时，由于张力肌群放松，也会出现这一现象：头部会自然前倾（除非使用了形状奇怪的头部靠枕——会加剧颈椎前凸），接着出现规律的点头，让人猛然惊醒，随后恢复头部位置。

反之，若仰头望天的时间过长，最终会因头晕目眩而跌倒，其实这也是一种自我保护。一旦人躺下，血液循环就会恢复。

有时受到外部的冲击后，头部会猛地后仰，随后又突然复位，这会导致颈椎挥鞭样损伤。在行车过程中也会发生类似情况（就像人们在杀死一只兔子时会对其耳后进行重击）。这种情况除了带来血液循环不畅的后果外，往往还伴随着椎体滑脱。寰椎脱位会引起颈部疼痛和僵硬，此时相关肌肉会收缩以遏制椎体进一步滑脱。因此，在遭遇事故后，尽管一切看似正常，没有可见外伤，我们依然要进行 X 线检查。

在椎体脱位的情况下，通常要使用颈托来维持颈部肌肉的正确位置并保持足够的椎间距，这种方法始终有效。

锻炼颈部肌肉的机会并不多，这需要用头支撑重量或想象头上有负重，以对抗重力的方式锻炼颈部肌肉。只有当婴儿趴着的时候才会主动抬头来增强颈部肌肉。

人在俯卧时是通过寰椎–枢椎弯曲、抬起下颌来抬头的，这并不能锻炼起始于中背部的颈部肌肉。同时我们会将腹部向前推，引起脊柱后弯，从而无法形成脊柱"保护层"。相反，动物抬头时则会顺着背部肌肉的伸展方向，避免损伤颈部。

当然，人体形态总是存在个体差异，身材魁梧的人颈部粗壮且肌肉强健，身形修长的人脖子曲线优美且纤长。事实上，脊椎椎体的数量是固定的，而且对整体骨骼排列会产生巨大的影响。

"假朋友"

枕头：真正的难题

有的枕头会让颈部和上背部屈曲，肩关节挤压内扣，头部向前倾，这个姿势明显是错误的，会影响呼吸并损伤颈部。此时越是抬高床背，情况就越糟。

更有自诩符合人体工学的枕头，其设计是填满人躺下时颈椎的悬空处。长期使用这种枕头会导致颈椎曲度增大，颅底和肩关节间距离拉近，颈部肌肉力量被削弱，造成肌群松弛和头部后仰，同样会引起恶性循环。这也属于虚假舒适。

理想的做法或许是仰卧时不用枕头，因为脊柱会自行恢复平衡，呈现不明显的曲线。

我们也可以侧躺并有规律地交替位置，这能让我们安然入睡。两侧交替的侧躺也是保护性最强、身体承受伤害最小的安全睡姿。侧躺能带来一场酣睡，所以人们说最佳的睡眠是靠压耳朵实现的。

靠枕

无论是飞机、火车还是汽车上的靠枕都设计得很糟糕，与任何人的身材体形都不相匹配：它们一律将人的头部向前推。但对于身材高大的乘客，头部反而会因此后仰，其他人的头部则被固定在靠枕下方……没有人会感到舒适。

再审视这些交通工具座椅的形状，它们更是背离生物力学的巅峰之作！观察这些座椅的轮廓，想象一下如果人体长时间坐在上面的形态……你会惊讶于旅途竟是背痛的幕后推手。旅途颠簸、困倦、对驾驶员的紧张担心，满足了让人肌张力降低以及受到损伤的所有条件。

销售护颈枕让商贩们赚得盆满钵满。但即便是护颈枕，缓解疼痛的效果也并不总能令人满意。

常见的错误：生物力学畸变

针对颈椎疼痛与紧张，大多数体育训练都推荐做"放松"练习，即自主放松颈部肌肉。练习中头部会向各个方向倾倒，失去肌肉支撑的颈椎将承担头部所有的重量。

这类动作也会增加关节摩擦，影响血液循环且不利于关节健康。脊椎会首当其冲，受到骨关节病的影响。如果骨关节病导致骨骼表面增厚，脊柱顶端的颅神经受压迫的风险会相应增加，容纳脊髓的椎管也会变窄，由此可能导致放射性手臂疼痛、听力问题和偏头痛。

将头部置于肩关节正上方并保持高度极其重要。

因此，我们需要再一次进行真正的脊柱保护练习，动作从身体的中心向四肢、由近至远地扩散，要防止头部在没有任何控制的情况下晃动。

身体在前倾、倒立时，头部的重量能拉伸颈部肌肉，但大多数时候，由于身体的柔韧性太差，俯身时我们的头部会上抬而非顺势下垂，下颌也会向上抬。

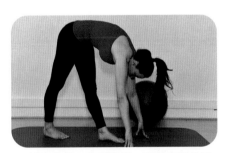

▣ 错误姿势：头部抬起，没有实现伸展

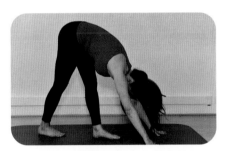

正确姿势：腹部贴靠大腿，颈部受重力作用顺势下垂实现拉伸

如果想要增强颈部肌肉力量，在练习时应防止头部后仰、下颌上抬（但也要避免下颌垂向胸部，引起拱背）与脊柱后弯！

有一条简单的标准能够帮助我们判断姿势是否正确：仰卧时，头部不能低于地板或床的水平面。同样，四肢支撑或弯腰俯身时，头部也不应该高于背部。

正确姿势

每次在开始背部练习之前，都应当重新调整颈部位置。我们应当以双耳之间的水平连线为轴转动头部。俯身向下时，应在不弯曲颈部的前提下将视线转移至腹部，避免上抬下颌。**这是屈曲身体的拉伸，但身体并未产生折叠**。

很显然，驼背或拱背的人，以及许多背部肌群过于发达的男性都无法完成这一姿势。他们的头部无法和背部保持在同一水平线上，因为背部太厚，头部位于背部的前方。接着，他们的下巴会上抬以便后脑勺向后，让视线保持水平，但此时头部并未处于正确的位置。

这种情况下**软垫**必不可少。但健身房鲜有这样的器材，这十分糟糕。

软垫不应置于颈部，而应置于枕骨下方，让颈部仿佛"躺"在吊床上，保持在悬空状态下拉伸，否则将加剧颈部肌肉代偿。判断姿势正确与否的一个标准是呼吸在咽喉处是否受阻与是否引起了咳嗽反射，因为屈曲颈部使下颌内收时便会引发呼吸在咽喉处受阻及咳嗽反射。

另一个支撑头部的有趣方式是使用**放掉一些气的小瑜伽球**，它充当了放置头部的容器，头部可以在中空、圆润且形状契合的容器内转动。

这种姿势下按摩颈部也更容易。

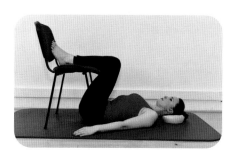

将放掉一些气的小瑜伽球或瑜伽垫置于枕骨下方

伸展，消除压迫

常见的错误是在练习向右、向左、向前、向后转头时，用一侧耳朵贴靠肩膀，随后换另一侧——这些动作无法保护颈椎，反而会使整个头部的重量都压在椎间盘上。

但如果是俯身状态，头部位于肩关节以下，就很适合练习上述动作，也能借助头部的重量拉伸颈部肌群，消除椎体之间的压迫。

在重力的影响下，我们应始终想象自己戴着颈托并保持颈部伸展。

起保护作用的颈部练习

头向前

挺直背部，想象有一条轴线穿过双耳，头部绕轴线转动。颈部后侧提向天花板的方向，同时带动视线向下。挺胸，保持呼吸通畅。

头向旁

倾斜头部，避免下颌上抬，同时带动右耳向上。此时左耳向肩关节倾斜，但不要降低位置。接着是反侧。保持沉肩。重复数次。

扭转

头部回到中心，位于双肩上方，颈部后移，身体向右转。避免下颌上抬。颈部继续后移，胸部挺起，胸骨向上。

伸展颈部比较麻烦，我们将在"进阶练习"一章（见第219页）的各种拉伸姿势中进行详细说明。

借助重力放松

当头部低于肩关节甚至低于骨盆的时候，颈部才能真正地放松。

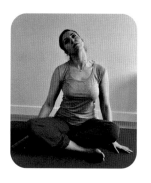

❗ 错误示范：
下颌上抬，右耳靠近肩关节

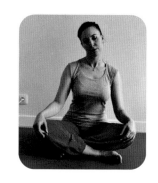

正确示范：
下颌固定，双耳与肩关节
保持最大距离

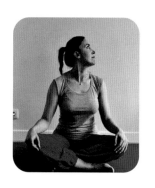

❗ 错误示范：
下颌上抬，颈部屈曲

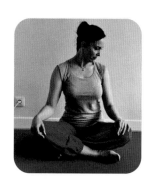

正确示范：
颈部拉伸，肌肉形成保护层

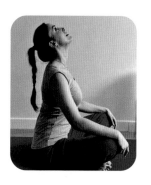

❗ 错误示范：
颈部向后屈曲

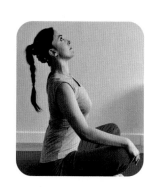

正确示范：
枕骨与肩关节保持距离，
颈部肌肉形成保护层

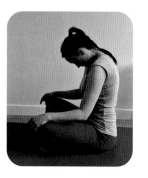

❗ 错误示范：
各部位蜷缩、下垂

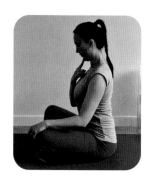

正确示范：
颈部拉伸，胸部舒展

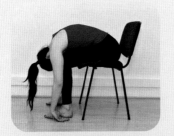

借助椅子放松颈部

坐在椅子上，膝关节分开，腋窝贴近膝关节使身体悬空，让头部和肩关节自然下垂。头部的重量能拉伸颈椎。这时可以在重力作用下完成向右、向左等转头活动。

恢复姿势时需要谨慎。身体保持屈曲状态，从骨盆开始缓慢上抬，最后才抬起头部至双肩正上方。

双人练习时采用的简易手法

处于仰卧位，调整好位置，头部置于地面或瑜伽正位垫上。搭档用双手托住练习者的枕骨，贴地面或瑜伽垫轻轻拉伸。你也可以自己用一只手托住枕骨，用

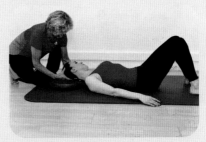

双人练习

另一只手托住颈部，抬头使颈部轻微屈曲，随后托住颈部的手移向另一只手，托住头部并向头顶方向拉，过程中需要始终保持颈椎伸展。使用瑜伽正位垫进行练习会更简便，因为转动头部时会更加自如。

增强颈部肌肉力量

为了支撑头部的重量，拥有强健的颈部与上背部肌群极其重要。从水平方向过渡到直立前，婴儿会先发育颈部与上背部肌群。沉重的头部也使针对这部分肌肉的训练成效显著。

婴儿在俯卧位尝试抬起头时，起初头部只能绕寰椎和枢椎转动。当然，这样的状态不会长时间持续。很快婴儿便开始在肩胛骨之间寻找支点，从中背部位置抬起上半身并将手臂向前或向两侧探出——像飞机的机翼一样。婴儿不会有脊柱过度弯曲的问题，因此不会出现腰椎曲度过大或腹部受压。

同理，我们应当以颈长肌与中背部作为起点，做颈部拉伸练习。这类练习不会造成身体屈曲，能拉伸颈部肌肉并增强其力量。事实上我们很少对颈部进行拉伸，毕竟无论处于何种姿势，背部向后运动比向前、向下运动更加困难。

但正确的拉伸能帮助我们构建良好的脊柱保护层。

增强肌肉力量的颈部后移练习

盘腿席地而坐或坐在低矮的椅子上，避免脊柱后弯，让身体略微向前倾，肩胛骨在骨盆前方。

这个练习适合二人合作完成。搭档在我们后方站直，一侧膝关节贴近我们的肩胛骨下缘——必要时可以踮起脚尖来调整膝关节高度。搭档仅仅提供支撑，防止我们的背部向后移动，切忌提供推力。我们双手握拳置于枕骨后方。

搭档双手帮助我们维持肘关节向后，但不要向后拉，其目的只是减轻肩关节负担，防止肩关节用力。呼气时，我们的视线保持水平，头部向拳头方向发力并避免下颌上抬。上背部此时呈凹陷状，起于肩胛骨下缘的肌群会得到高强度的锻炼。

拱背的人比凹背的人更需要进行练习，在练习过程中他们也会感受到更强烈的效果。

用扫帚柄或海报卷进行练习

将一个圆柱形辅具置于枕骨位置（注意并非颈部），双手绕过圆柱并扣住。

这一动作是防止颈部后弯的有效方法。将头部推向圆柱方向，与圆柱对抗。我们能够肩胛骨下缘明显地感受到练习的效果。

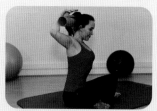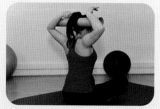

将圆柱形辅具置于枕骨位置，避免脊柱屈曲，将头部向圆柱方向推

　　在后面的章节，我们将了解到牛面式也是训练上背部的有效方法（见第226页），但前提是练习过程中需要避免出现脊柱后弯。如果是肩关节脆弱的人，可能即便借助拉力带也难以完成这一练习。我们应避免拉扯肩关节，要从肩胛骨下缘开始发力。

　　健身训练中的许多姿势都可能伤害颈部，因为训练过程中我们总会出现错误动作：扭转、倒立、过度伸展，甚至错误地使用瑜伽球来拉伸、前屈……

　　在"进阶练习"一章（见第219页）中我们将了解正确的动作要领，更有效地训练背部。

落枕

　　这类疼痛通常是由不良睡姿导致肌肉紧张和收缩引起的。颈部一侧的肌肉紧张会妨碍头部转动。疼痛会延伸至肩关节、背部、肩胛骨下方，有时会到达手臂。

　　有些人会经常落枕，这与他们极其脆弱的颈部有关，可能也与不合适的床上用品（枕头过高、过硬、过软等）有关。

　　落枕后人们会自发地按摩，采用药膏、发热包、热水沐浴等方式加热患处，或用毛巾进行颈部拉伸，这些都是不错的处置方式。我们也可以进一步通过练习来快速消除肌肉紧张，通过拉伸收缩的肌肉来消除痉挛。

　　以下几种练习和家庭式按摩手法都有着令人惊叹的疗效，值得学习。

练习

臀桥式

　　练习的目标是最大程度地放松颈部，并且使上背部与颈部肌肉在同一条轴线上伸展。随着身体的放松，我们会循序渐进地进行练习。起初，拉伸会使身体很敏感，甚至伴随着疼痛，但随后我们会明白疼痛是有益健康的，并且正是因为疼痛，我们才需要拉伸！

● 第一步：**简易的臀桥式**

背部发力，拉长颈部并使枕骨处于中间位置。屈膝，调整骨盆位置使腰部平放地面，切忌下压。双臂置于身体两侧，手心朝上。

借助盆底肌群抬起骨盆，同时收紧臀部并呼气。

保持骨盆处于中立位置，防止脊柱后弯。

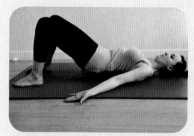

正确的起始姿势：启动盆底肌群

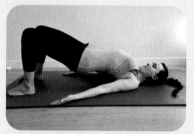

❶ 错误示范：脊柱后弯

当抬起背部至一半时，可以借助双臂上推的力量使上背部凹陷并继续抬升骨盆。至此，肌肉紧张的部位才开始得到拉伸。

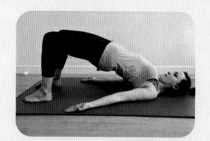

借助双臂上推，上背部凹陷

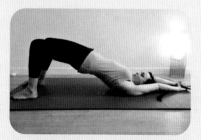

双臂向后拉，保持骨盆位置

保持这一姿势并进行几次呼吸，随后继续练习，尝试并拢双臂直至双手重叠。双臂始终位于头部后方。身体回落时保持伸展，骨盆与贴地的肩关节之间的距离保持不变，借助盆底肌群使骨盆复位，随后再循序渐进地重复数次。

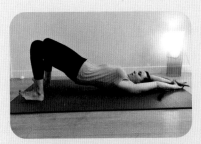

脚后跟向后拉，让身体回落

● 进阶练习，**借助椅子完成臀桥式练习**。

让椅子靠墙，避免翻倒。双脚置于椅子边缘，臀部上抬，直到几乎与椅面处于同一水平线。

有椅子的辅助，抬起骨盆变得十分容易，脊柱不会后弯，腹部也不会前凸，骨盆会自然地向下旋转。可以将身体抬得更高，从而使颈部至肩胛骨下缘的颈长肌得到更好的拉伸。

经过数次呼吸和重复练习后，肌肉应该会明显地感到放松。

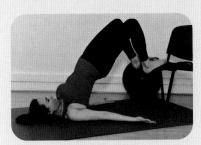

借助椅子的臀桥式

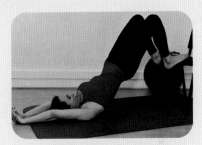

回落时避免上背部拱起

韩式按摩

源自韩国的放松理念，属于非医学的家庭式按摩手法。

我们侧躺，按摩师位于身后。按摩师一只手托起我们的手臂，并张开手掌置于肩关节前方，另一只手贴在肩胛骨上。按摩师用双手掌心（如果可能，保持双手温热）包裹我们的肩关节。

● 第一个动作是**转动**。按摩师通过双手让我们的肩胛骨向上滑动，从而抬高肱骨，随后使肩胛骨向后方回落，过程中让肩胛骨紧贴背部轻轻下滑。

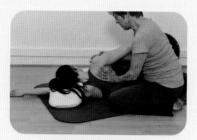

用掌心包裹住肩关节

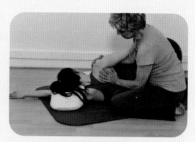

让肩胛骨回落

随后按摩师可以尝试加大幅度，特别是下拉时。

● 第二个手法的技术性更强：我们屈肘，小臂贴于背部，这个动作使肩胛骨突出，仿佛即将展开的翅膀。

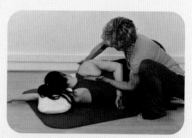

按摩师用上方的手轻轻按压、下推肱骨使肩胛骨凸出得更明显。下方手指并拢，用手掌边缘在肩胛骨下方滑动，在骨缝处敲击。这个动作会让人联想到给羊排剔骨。

按摩师的手掌边缘在肩胛骨下方滑动

这个手法一般不会带来疼痛，可能会带来奇怪的感觉，但往往在一些很敏感的位置（即触发点区域）会出现局部疼痛。按摩师要知道这类疼痛是有益的，并且是必须的。有时我们需要坚持做完这种按摩。

随后按摩师会继续进行转动按摩，也可以增大动作幅度。

结束时，我们的手臂回到身侧，颈部放松。按摩师将通过按摩使我们的颅底与肱骨保持距离。

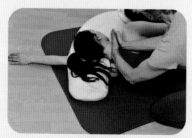

双手合十

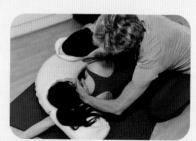

双手分离，拉伸枕骨与肩关节

按摩师双手合十，手掌位于头与肩膀中间，与颈部垂直。

切忌垂直方向的按压。按摩师应双手逐渐分开对颈部进行拉伸，使肩膀与头之间拉开距离。注意不要拉扯到头发。

我们颈部的皮肤会泛红，按摩到这种程度时我们会感到非常舒适。按摩师应在我们侧卧时进行几组按摩，再在身体后侧增加几组按摩。切忌按压颈部前方的颈动脉，这会带来不适。

当然，双侧颈部都进行按摩是最好的，但也可以仅针对疼痛一侧进行快速按摩。之后我们可以继续臀桥式练习。数小时后，你可能发现肌肉的紧张感完全消失了，这并不稀奇。

像披肩一样使用弹力带

曾经，美丽的太太们习惯用披肩裹住双肩，这样不仅能让自己更性感，还能凸显颈部曲线，散发出女王般的气质。

我们也可以像穿戴披肩一样利用弹力带来放松斜方肌，增强颈部的灵活性。

坐下后，像穿戴披肩一样将弹力带围在手臂上端。双肘贴靠身体，双臂发力将弹力带轻微向外推，仿佛要将两侧肱骨之间的距离拉开，使身体像衣架一样张开。

使用弹力带有助于拉伸胸部肌群。

这个动作对于肩关节内扣的人群格外有效。此时我们可以试着做各种颈部练习：倾斜、转动、屈曲、拉伸……接着你会感觉头部轻盈且颈椎活动自如。

4

引发背痛的内脏诱因

　　我们曾提到，四足动物不会罹患脊柱侧凸。人体由于胸腔中的内脏分布不对称，胸腔也不对称：心脏位于左侧，左侧膈顶低于右侧，左右两侧下方肋骨往往高度也存在差异，这种差异在我们处于仰卧位时更加明显。膈肌运动还会引起肋骨的不对称运动。

> 事实证明，极少数心脏位于右侧的人会存在生理性的反向脊柱侧凸。

妊娠：艰难的挑战

　　因为生理结构的不对称，妊娠可能会加重背痛。由于胃位于左侧，右侧膈顶位置更高，下方有更大的空间，于是子宫会向右、向上增大。显然，为了容纳内有9个月胎儿的子宫（33厘米高!），右侧的肋骨必须张开。

　　在分娩后，腹压突然降低，原本腹腔内容纳子宫的位置被巨大的空间取代，身体则必须收紧，将腹腔内脏推向脊柱以帮助膈肌正常地活动。如果肋骨间距过大，膈肌就无法起到活塞的作用，腹腔内的器官就会"溢出"骨盆。这样一来，腹部肌群会松弛（妊娠第5至第7个月，腹直肌会拉长15厘米且出现分离），腹腔无法容纳依旧很重的子宫，内脏之间也会因为空间过大而充满气体。

　　膈肌的膈脚是不对称的（如下页图），两侧与膈顶的距离与各自的运动幅

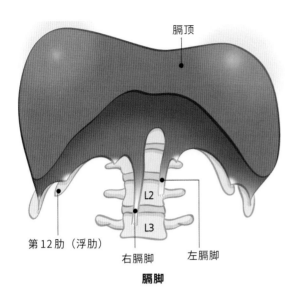

膈顶

L2

L3

第12肋（浮肋）

右膈脚　　左膈脚

膈脚

度相匹配。右膈脚的下降幅度大于左侧，从而保证两侧对脊柱的牵引力平衡。

如果产后器官不在正确位置且不受限制，身体会出现不对称的腹部前凸姿势、仅依靠一侧臀部支撑身体的不良坐姿、肩关节僵硬或是背部拱起，同时腹部内其他内脏及沉重的乳房会将身体向下和向前牵拉，从而妨碍产后身体的恢复。

怀孕后，女性腹部的体积与形态都会发生巨大的变化，然而在分娩后，已然变化的腹部又会再次突然发生巨大改变：妊娠末期增大到40倍的子宫会在数小时内收缩，体积减小。悬挂子宫的韧带，尤其是子宫骶韧带在妊娠期间为了使子宫上升会拉长。孕妇为了分娩会向下施加推力（呼气受阻时的经典姿势），同时医生按压其腹部使胎盘脱出，这会让子宫骶韧带进一步拉长。不过在这个特殊阶段，韧带可以缩短恢复，这是在生命中其他任何时刻都不会有的韧带恢复机会。因此，不应该过度拉伸韧带，孕妇应避免脊柱后弯或是在椅子上弯腰。在从前，人们会绑上绷带或穿上提拉式束身衣来帮助恢复韧带的长度。

如果母亲站着或侧卧喂奶时出现脊柱后弯且未调整姿势，子宫会向前向下倾斜，腰部曲度加大并导致骶骨回转。此时盆底会打开，盆底肌群受到耻骨、尾骨和坐骨的牵拉。这仍然是分娩状态，不利于产后恢复，产后女性应回到站立时骨盆下方闭合的状态。

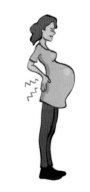

1 错误示范：腹部前凸，肩膀向后

骨盆与腹腔－盆腔器官

分娩后，女性会在很短的时间内轻易地减去6千克左右的体重。试想一

下，你可能会在2小时内减掉6千克体重。在接下来的一周里，通过大量出汗和出血，还会继续轻松减去3千克到4千克体重。如果原本身体有水肿，减重效果还会更加明显。这可能会导致严重的体态不平衡，肌肉也无法立即适应。

内脏也会因此出现向前与向下倾斜的趋势。它们向腹直肌之间的缝隙移动，而这一缝隙是由胎儿在子宫内逐渐长大而产生的（妊娠期间孕妇会出现生理性腹直肌分离，腹直肌应在分娩后的6周内完全闭合）。

因此，如果腹直肌无法提供支撑，身体的不良静态姿势没有得到纠正，产后女性就无法达到最佳的恢复效果。

产后女性需要40天的时间来让腹腔内各个器官复位：最初7天尤为关键，因为恢复的进程非常迅速；随后第8天至第21天，身体会循序渐进地恢复；到第40天时，恢复过程结束。如果此时子宫的大小和位置未能恢复至初始状态，之后将很难有改观。如果悬挂子宫的韧带过长，或是腹直肌持续分离导致腹直肌之间的缝隙无法消除，那么之后进行盆底肌群和腹部的复健也无法解决这些问题。我们或许可以在接下来的人生中减重或增强腹部、盆底和大腿肌肉的力量，但在分娩后6周内未能重塑的组织将无法恢复，除非我们再次妊娠并且进行良好的产后恢复管理。

相互关联的长期影响

脊柱后弯、骶骨回转、器官脱垂、腹直肌分离与骶髂关节痛是相互关联的。

女性如果出现脊柱后弯，那么即使侧躺，其骶骨也会在髂骨间发生回转并压迫骶髂关节。子宫骶韧带会牵拉、加剧骶骨回转，子宫也会因没有束缚而前倾。

当女性站立时，由于子宫没有束缚，会前倾并出现下垂。子宫越是下垂，越会牵拉子宫骶韧带，这会让下垂更严重，从而形成恶性循环。

子宫下垂会压迫骶髂关节窝，从而引发下背部和骶髂关节疼痛。通常这种关节压迫在X线检查中难以察觉，因为这类检查往往在患者仰卧时进行，无法呈现其运动中的身体状态。

借助腰带支撑下腹部来让子宫向后复位（或俯卧时借助U形软垫或瑜伽正位垫使骨盆中立）是很好的镇痛方法，因为这能让子宫与骶骨复位。除了带来舒适感之外，这种方法还能缓解疼痛，并有助于维持子宫、骶骨正确的静态位置。

分娩后女性容易发生下背部疼痛，因此应当检查子宫是否下垂，这需要进行盆腔检查，并在腹部施加压力，因为处在妇科体位时，子宫脱垂可能很难被发现。

这些问题相互联系且与膈肌的活动息息相关。如果膈肌下降，下方的器官也会随之下降，反之，膈肌上升则器官上升。因此，要避免向下挤压膈肌，应当使其能以更大的幅度活动，从而让膀胱、肝脏、肾脏等各个内脏得到按摩，这还能缓解便秘、促进血液循环。

针对男性

肥胖造成的腹部严重畸形、仰卧起坐等腹部运动导致的腹直肌分离以及腹股沟疝手术的后遗症，都有可能对脊柱产生影响。但男性的内脏不会下降至骨盆，因为男性不具备盆腔空间，所以腹部会从腰带上方凸出，腰带则会向下方内陷，胃也更为凸出。我们留给内脏的空间越大，内脏占据的空间也会随之变大。

男性没有子宫骶韧带和盆腔间隙，加上由于激素影响，男性的骶骨活动幅度更小，身体松弛度也更低。

同样，男性硕大的"啤酒肚"也不能孕育出生命。因为没有分娩这一过程，男性的腹直肌分离自然也很难得到修复。

内脏活动练习

总的原则如下：
- 切忌将膈肌和内脏向下推；
- 当内脏有下降趋势时应让其提升，以减少起悬挂固定作用的韧带的压力；
- 借助呼吸对腹腔内的器官进行按摩，可以促进血液循环。

被动姿势

可以通过被动姿势让骨盆高于膈肌：在腰部放置U形软垫或花生瑜伽球，将单腿或双腿膝盖上提，朝向胸部方向。

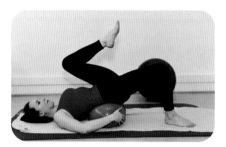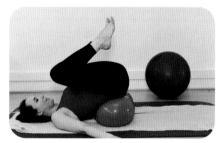

将形状稳定的花生瑜伽球置于腰部下方

在这个姿势下重力会使内脏和膈肌上升，从而减轻韧带压力，促进血液回流，在安装子宫托之前让子宫抬升。但这个姿势只能缓解身体压力，无法改变肌肉状态，因此当身体恢复为受重力影响的正常姿势时，也会再次承受压力。

主动姿势

练习臀桥式对锻炼大腿肌肉、耻骨直肠肌和下腹横肌非常有益。

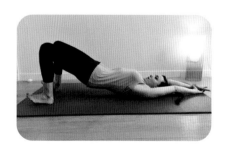

身体呈斜坡状，双臂伸直置于头部后方，为膈肌提供拉力，牵引内脏上升。

臀桥式

我们可借助搭档的双手或弹力带保持膝关节平行，或是在大腿间放置瑜伽球（建议放置于大腿根部）以增加阻力。带阻力的臀桥式练习可以促进骨盆处的血液循环。

我们见到的所有身体完全伸展的姿势（尤其是借助瑜伽球的姿势）都有助于

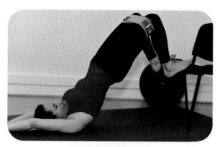

带阻力的臀桥式

打开胸腔。正确的姿势有益于放松身体，而不正确的姿势反而会加重身体疼痛。

在脊柱侧凸的情况下，引导"开放"一侧的呼吸对于重建身体的对称性非常重要（参见第127页美人鱼式单侧拉伸）。我们可以用棉花塞住一侧鼻腔，迫使另一侧的胸腔活动增强。

在肋骨下方佩戴弹力带进行练习能帮助我们更好地管理肋骨运动，进而控制膈肌，受膈肌影响的下方器官（肠、肝、胃、胰、脾、膀胱与子宫）的活动，以及与膈肌活动有关的肾脏。

特殊的呼吸练习：假胸式呼吸

假胸式呼吸能提升内脏位置并促进腹腔和盆腔的血液循环。它能为内脏提供有效的按摩，促进肝脏排毒和食物消化，并通过门静脉循环系统促进盆腔血液循环以及缓解痔疮、外阴静脉曲张和会阴水肿，也能加快淋巴回流和腿部的静脉回流。

动作要领如下：

采取稳定的姿势，例如仰卧，保持颈部伸展（根据需要选择是否垫枕头）。腰部处于中立位，一条腿屈膝，另一只脚放在该侧膝盖上防止脊柱后弯。一只手置于枕骨下方。

呼气，直至盆底肌群发力，在身体感觉不适前停止呼气，随后闭上嘴并捏住鼻子。此时空气无法进入肺部。

堵住鼻子的同时"假装"吸气，用枕骨压住手指，避免上抬下颌。

此时腹部会完全凹陷，腹腔内器官整体上升。

由于膈肌是上升状态，这并非腹式呼吸，而是无空气流通的"假胸式呼吸"，就像健身训练中通过抬起手臂来吸气，但实则没有空气吸入身体。

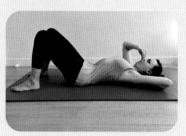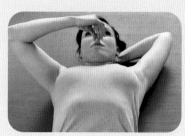

假胸式呼吸

当身体需要氧气时，打开鼻腔让空气进入。接着膈肌会恢复，空气进入人体。

随后腹部恢复原状。

如果身体在放松后没有吸气，反而呼出了空气，说明膈肌之前并未充分上提，腹部肌群妨碍了胸骨下降。这时我们应当尝试其他的姿势，例如右图：

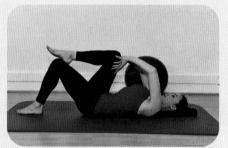

**枕骨贴地提供支撑，
手肘朝上使膈肌大幅提升**

需要注意的是，假胸式呼吸练习存在禁忌禁忌证：心脏病患者、严重呼吸功能不全者、病情不稳定的高血压患者和食管裂孔疝患者均禁止练习。练习的间隔时间不要过长且不要强行暂停呼吸，如果仅仅是在短时间内憋气，则不会给颅腔或胸腔带来压力上升的风险[1]。

如果肋骨僵硬，进行假胸式呼吸练习可能会造成肋下疼痛，这种情况更需要练习。练习中膈肌可能无法上升，这种情况下，我们需要调整的姿势或

---

[1] 马赛尔·考弗里耶医生提倡的降压训练要求更为严苛，训练强度更高，训练过程中要求练习者长时间暂停呼吸，其练习要领与本文展示的训练方式不同。这也是这种练习存在诸多禁忌证的原因。

是通过理疗来放松膈肌。

　　练习期间也有可能出现背部肌肉痉挛，这说明背部肌群（前锯肌）缺乏弹性。但这项有效的练习可以通过不同的姿势来完成，例如单侧屈腿的方式对于脊柱侧凸、拱背和背部平坦的人群都十分有效。

辅助抗重力器材

　　骨盆支撑带或是束身衣式的束腹带都有助于让骨盆处于正确位置，并能通过外力让腹腔内器官复位。

　　我们也可以借助类似子宫托的器械从身体内部来调整子宫的位置。

子宫托

　　子宫托是置于阴道内、防止子宫下垂的器械。由于子宫脱垂是女性，尤其是妊娠期女性常见的疾病，所以子宫托的应用已有悠久的历史。对中世纪法兰克王国墨洛温王朝时期的墓穴和古埃及木乃伊的断层扫描显示，古人已学会在骨盆中安装子宫环。子宫环采用青铜制造，因此能历经漫长岁月。在欠发达国家，子宫环仍被用于高龄妇女。她们子宫位置低，易出现子宫脱垂。

　　医生将坚固的子宫环放在耻骨联合后方的阴道顶部以防止子宫下垂。但不便之处在于圆环需要永久放置于体内，并不时由医生取出、清洗并再度放回。由此带来的感染风险、黏膜损伤、宫颈延长与不可逆的膀胱、直肠脱垂风险也使其成为被遗弃的中世纪疗法，取而代之的是外科手术治疗。

　　但提升并固定子宫位置的手术并非小手术。将子宫向前，即朝耻骨方向固定会压迫直肠，导致便秘，迫使身体在排便时需要更加用力；将子宫向后，即朝骶岬固定时，也会引起骶髂关节病症，还会伴随子宫僵硬、内脏间空间缩小导致的内脏无法正常活动等问题。需要注意的是，如果在排便或是其他需要发力的情况下不控制力量，子宫脱垂可能会复发。因此，也有医生建议在绝经后切除子宫，但这种治疗会在体内形成空隙，导致小肠下垂与下腹胀气，同时伴随着腹部疼痛。

　　20世纪90年代出现了迥然不同的子宫托，其形态为一个软的立方体，每一侧呈蜂巢状。将其捏住并放进阴道，随后子宫托会膨胀充气，从而顶起盆腔器官。由于盆腔间隙闭合消失，位于上方的子宫便不再脱垂。前阴道壁与直肠壁会被压紧，向中心收缩。此时直肠内存在反向压力，使得患者排便时无须挤压盆腔间隙，膀胱排空也变得更加容易。盆腔状态由此改变，腔内器官变得稳定，脱垂风险降低了。

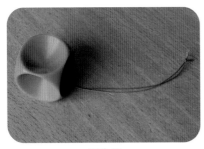

子宫托

　　女性可根据需要佩戴或取下这个轻巧的器械，也可根据自身感受仅在白天站立时佩戴。盆腔器官有时不会脱垂，有时从起床开始位置就很低。子宫托就像是盆腔器官的"保护罩"，在身体状态良好时则无须佩戴。

　　如果子宫托的大小刚好合适，佩戴时不会产生异物感。反之，会出现异物感和下背部疼痛。

　　这类子宫托还未普及，它们通常与子宫环相混淆，而后者完全不具有闭合盆腔间隙的作用。

　　需要注意的是，上厕所时无须取下子宫托，因为佩戴子宫托会使盆腔间隙消失，产生的反向压力有助于直肠和膀胱排空。

　　唯一的顾虑是要选择大小合适的子宫托，如果子宫托太小，则无法托起器官。

第四章

缓解疼痛与放松

神奇的镇痛姿势与实践

身体出现疼痛时，首要原则是镇痛。

当然，市面上有许多有效的镇痛药，但镇痛药也会掩盖疼痛，妨碍医生寻找病因与根治疼痛的方法，而根治疼痛的方法对于避免疼痛复发、加重甚至演变为慢性疾病至关重要。理想的镇痛法是从根本上进行治疗的方法。

虽然你或许认为自愈希望渺茫，但对发病机制的了解与积极配合治疗是治愈的先决条件。

找到让疼痛部位放松的镇痛姿势也是治疗与教学的一部分。

有时候我们无法对椎间盘与神经根进行手术，但可以对加剧紧张和妨碍身体放松的肌肉紧缩进行治疗，这也是镇痛药与肌肉松弛剂的功效所在，它们都能实现肌肉放松。

寻找镇痛姿势的过程需要本体感受。我们可以寻找直接且立竿见影的镇痛姿势，分析哪些姿势能给予身体正向反馈，学习如何自我保护；在接收到身体传达的疼痛信号时做出正确应对，了解应当避免的错误姿势。

我们还应学会区分来源于脊柱的疼痛和脊柱周围肌肉的疼痛。消除疼痛有助于更好地对症治疗。

1

仰卧镇痛姿势

椅子上的神奇放松姿势

有一个几乎所有人都能做到的神奇放松姿势，它需要借助椅子完成。
我们只需要一把寻常的，不带横掌的椅子来使双脚保持正常的间距。
这个姿势对缓解颈部、上背部、腰部与骶髂关节等身体各部位的疼痛都
有效，必要时我们会用到特殊的辅助器具。

从四肢支撑姿势过渡至仰卧位。保持屈膝，放平双脚，切忌用力压
迫腰部使其贴地。

● **第一步：放松颈部**

必要时可在枕骨下放置小枕头，帮助颈部伸展。枕头不宜置于颈曲
处，也不宜过高，以免导致头部过度前屈。只需要让头顶拉伸至最远
处，同时避免上抬下颌。

U形软垫能给人带来极大的舒适感。将颈部和肩关节置于软垫上，
以双臂提供支撑来让膈肌放松。对于拱背或背部平坦的人，这个姿势
同样很惬意。背部平坦的人也可以将双手置于枕骨下方，这足以拉伸
颈部。

- ● **第二步：放松腰部**

　　通过盆底肌群呼气的同时，屈曲腹股沟，将两条腿向头顶方向稍稍收一些，避免压迫腹部。想象有一条线从膝关节下方穿过并拉向胸部。让椅子靠近身体直至双腿可平放在椅子上，臀部置于椅子下方。

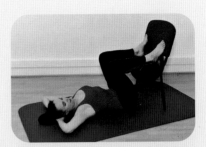

椅子上的神奇练习姿势：支撑枕骨

此时髋关节屈曲的角度小于90度（换言之，股骨与脊柱的夹角小于90度）。可以根据身体灵活程度自行调整姿势，使椅子更加靠近身体。

　　椅子的规格有着统一的标准，但我们的身体各有差异，尤其是股骨长度，所以有时候需要借助辅助器具来帮助我们适应椅子的尺寸。如果股骨较长，可在小腿下方放置软垫让身体处于轻微悬空的状态，骶骨轻轻贴地。

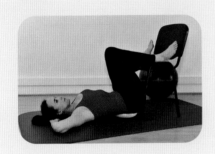

　　如果体形娇小，椅子太高，身体就会悬空，这样会令人不适。此时可在背部下方垫上毛毯或软垫来抬高身体，或是用小软垫、瑜伽球或瑜伽正位垫抬高骨盆。

必要时垫高下背部

　　良好的支撑是保持正确姿势的基础。当身体姿势正确时，放松的感受就会随之而来，呼吸会变为腹式呼吸，肌肉紧张也会消除，身体仿佛飘在空气中。

　　只需要稍稍拉开椅子，增大身体屈曲的角度，就能发现随着支撑点的变化，身体会出现脊柱后弯，呼吸位置会上移，疼痛也会复发。因此，身体屈曲的角度非常重要。

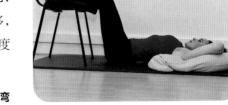

▐ 脊柱出现后弯

对于骶髂关节、腰部、坐骨神经走行区域等不同位置的疼痛，选择的姿势也有所不同。

尽管无法缓解急性疼痛，但这个放松姿势能帮助我们在几分钟内消除一整天的肌肉紧张，也能缓解压力，让我们安然入睡。这个姿势还尤其适用于旅途劳顿。经历一整天的火车、汽车、飞机等交通工具的颠簸后，我们往往感到腿部沉重，而这个姿势能促进腿部血液循环，帮助减轻盆底区域的压力。

孕妇非常容易出现骶髂关节疼痛和背部酸痛，因而她们格外喜欢这个姿势。这一姿势唯一的禁忌证是腔静脉压迫。但对此无须担心，孕妇出现腔静脉压迫时会感到呼吸不畅，因而会自然地调整为侧躺。

在分娩后，所有的限制都会解除，这个神奇的姿势变得老少咸宜。

姿势调整

如果太瘦或脊椎凸出，我们仰卧时需要在地面铺上缓冲物，例如躺下时在身下铺一张毛毯以防止身体与地面发生摩擦。

如果骶骨过于凸出，我们应屈曲身体或垫上瑜伽正位垫来避免压迫凸出的骶骨。

小贴士：如果骨盆的大小正常，充气式U形枕或U形软垫都可以有效避免骶骨悬空。

如果感到上背部肌肉紧张，可拿开U形软垫，并将双手叠放，掌心置于枕

活动头部

骨下方，随后带动头部向上、向前转动以拉伸颈部，这个方法能使身体更舒适。

使用放掉一些气的充气小瑜伽球也很不错。它能像头盔一样包裹头部，拉伸颈部，还能正确地引导头部转动、伸展和悬空。

如果想尝试更大程度的伸展并让呼吸更为通畅，可将双臂向头顶方向伸出，呼气时让双手带动身体向远处延伸。同时也可以训练腹部肌群。

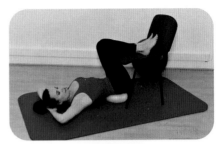

左右活动身体

> 如果可以双手推墙，则效果更佳。

患有骶髂关节疾病的人群可在骶髂关节窝下方放置网球，将身体的重量压在网球上。随后让骨盆在球上活动，从而达到按摩的效果。

在骶骨中央放置一个小球并让身体左右活动，能放松髋关节两侧的肌肉并锻炼腹部的斜向肌肉。

其他的背部放松姿势

正确的姿势对身体而言至关重要。我们每次仰卧时都需要调整骨盆位置。如果身体移动了，就需要重新调整，尤其是在姿势不稳定时。而使用双腿支撑会妨碍身体完全放松，因为在这种姿势下会出现双膝张开和脊柱后弯的恶性循环。

因此，我们应当找到稳定正确姿势的方法。

使用U形软垫

可双人配合，通过拉伸来调整骨盆位置。例如可以在骶骨下方放上一块毛巾，或让搭档将双手置于我们骶骨下方并拉动骶骨。在掌握动作要领并借助U形软垫的情况下也可以自己完成。

有两种可行的方式。

第一种方式需要在膝关节下方放一个垫子以提供支撑，让骨盆处于轻微悬空的状态。

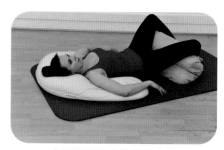

在膝关节下方放软垫支撑

通常，医院的电动病床能帮助患者稳定这一姿势：让靠背稍稍上抬，让床中间抬起以支撑膝关节。这个功能非常符合生理结构且让人舒适，但我很少看到医护人员使用该功能。我们应当让骨盆轻微悬空、髋关节屈曲，这是帮助呼吸与消化、放松背部与腿部的理想姿势。但现实是患者几乎总是在病床上坐着，身体分为两部分，颈部陷在枕头里，上半身下滑，或者双腿平放，背部和腿部都无法完全放松。

> 折叠式帆布躺椅、长椅、扶手沙发与长沙发都会给身体带来灾难性的损伤。

第二种方式为"蛙式"的变体：伸展下背部，将一块U形软垫放在枕骨下方，另一块放在膝关节下方。抬高膝关节以避免脊柱后弯。对于喜欢以打开髋关节等开放式姿态进行放松的人群而言，这是个理想的姿势。

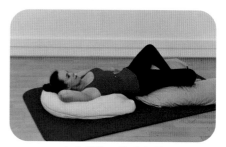

有支撑的开放式姿势

有支撑的开放式姿势能让人自然放松。

使用其他器具

如果没有额外的U形软垫，可在脚下放置环形软垫或瑜伽砖，用手托住骨盆并将其旋转至正确位置，随后用弹力带固定膝关节使股骨平行并固定大腿位置。

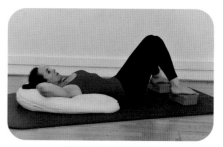

在脚下放置瑜伽砖

　　还有一种替代方案是一只脚抬起，置于下方膝关节上，从而防止膝关节打开倒向一侧。身体需要发力来维持这一姿势，因此这一姿势无法长时间保持。但这个姿势能在保持骨盆正位的情况下让背部立刻变得平坦，这也是很多姿势的基本要求。

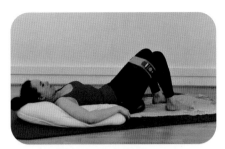

在骶骨下方放置瑜伽正位垫

　　瑜伽正位垫又叫作"饼式瑜伽垫"。在某些情况下它非常有用，例如用作椅垫。最近有一款形状新奇的软垫：一侧比另一侧厚，从侧面看它是倾斜的，我们还能用嘴给它充气。

　　将瑜伽正位垫放在骶骨下方，能自然地使骨盆向后旋转，同时还能拉伸和放松腹部肌群。内脏会向上方和后方移动，呼吸也会变为腹式呼吸，此时下背部能获得极佳放松。

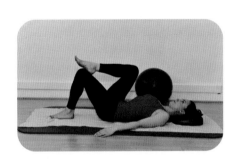

　　我们也可以将瑜伽正位垫放在头部下方，拉伸中背部，这样还能同时放松肩颈部。

利用瑜伽正位垫拉伸颈部

2

侧卧镇痛姿势

避免出现胎儿的姿势

侧身俯卧时人们会将一条腿或双腿提向胸腔的方向，这通常也是人体自发选择的镇痛姿势。

而这种保护性姿势往往会造成身体阻塞，也使背部不能在中立位置上拉伸。这种类似胎儿的姿势也是一种防御机制，这一姿势下我们无法完成腹式呼吸，进而无法按摩背部、拉伸腰部，身体无法放松。

因此，调整姿态很重要：可屈曲一侧髋关节，将大腿抬向腹部方向；拉伸另一侧，让腰椎既不后弯也不前屈，处于伸展状态，肩关节与髋关节保持距离。

毋庸置疑，U形软垫有助于稳定姿势，让身体在不牵拉骶髂关节、不挤压腹股沟的情况下完全放松。

对于腹部不能受到压迫的孕妇以及髋关节过宽和肢体内收受限的人而言，U形软垫必不可少。

侧身俯卧姿势的好处在于有按摩背部的功效，即便是孕妇或不习惯俯卧的人群也可以尝试。

　　我们可以通过背靠墙的方式进行自我按摩，通过调整呼吸来增强拉伸效果。也可以两人背靠背、在背部放一个U形软垫或在腰部凹陷处放置可调整形状的小球。

　　接着双手合十伸过头顶，双臂贴近耳朵，呈跳水姿势。随后收缩盆底肌群将尾骨向耻骨方向拉动（憋尿或忍住便意的感觉），同时呼气并使腰部紧紧贴靠墙壁、U形软垫或者搭档的背部。切忌让肩关节靠近骨盆或收缩腹直肌，应当拉伸背部和身体前侧，使之形成均匀的曲线。腹部自然内收，腹部肌群力量将逐渐得到增强，呼吸也会调整为腹式呼吸。

　　这个姿势具有按摩腰部的功效。

针对骶髂关节疼痛

减压动作

出现骶髂关节疼痛时，我们可采用以下具有神奇疗效的动作：

　　将柔软的小球（当然花生瑜伽球更稳定也更合适）置于膝关节下方，可将上方大腿内侧放在花生瑜伽球的凹陷处，接着将上方大腿提向胸腔，用腿让瑜伽球向前、向上以及向身体方向滚动。

　　如果是双人完成该动作，搭档可向前推动我们的骨盆帮助髂骨向前，或者推拉膝关节来增加骶髂关节的活动。

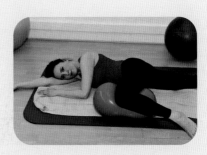

**借助花生瑜伽球
活动骶髂关节**

消除骶髂关节压迫

下面这个简易练习能锻炼腹部肌群与腿部内收肌群，消除骶髂关节压迫，使外旋肌，尤其是梨状肌得到拉伸。

身体侧卧，上方髋关节屈曲角度超过 90 度，下方髋关节处于伸展状态，膝关节屈曲角度为 90 度。将上方膝关节放在软垫上，抬起下方膝关节（脚保持贴地）。此时记得收缩盆底肌群并呼气，否则会引起耻骨联合部位的疼痛且无法放松骶髂关节，只放松了膝关节。

切记只抬起下方腿的膝关节，脚要保持贴地。

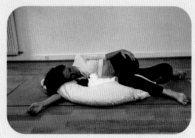

在哺乳过程中，也可以借助软垫或瑜伽球来进行练习

3

俯卧镇痛姿势

很多人在背痛时会自然地想要俯卧，而这会带来脊柱后弯的风险。为了保持良好的姿态，准备一个足够长的U形软垫非常有必要。

伸展

将U形软垫的一端放在腋下以支撑头部与肩关节，悬空身体。此时膈肌放松，胸部位于软垫之间的空隙处。软垫另一端支撑髂嵴以上的腹部，位于髂骨与上肋骨之间。软垫的位置必须十分精确，因为骨盆会以髋关节为轴自然地翻转。上背部和腰部会立刻得到放松。这时按摩上背部、腰部与骶骨（处于反转状态）显然非常容易，即便对于非专业人士也是如此。

一段时间后，身材纤瘦的人可能会感受到腹主动脉的跳动。此时应当活动一下身体，抬起一侧髋关节以消除对腹部的压迫。

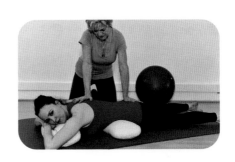

按摩骶骨与上背部

我们也可以使用形状近似三角形的瑜伽正位垫，抬高脊柱并填补髂嵴的高度，还能避免脊柱后弯。瑜伽正位垫也可以用于背部，使用时需要让尖端朝下。

四肢支撑与俯卧：呼吸时的自我按摩

婴儿式

臀部坐在脚后跟上，膝关节分开与骨盆同宽，双臂贴靠于身体两侧或伸向身体前方，前额贴地，颈部借重力伸展。如果感觉头部的血液上涌，可以双手握拳放在前额下方。

可以借助呼吸进行自我按摩。

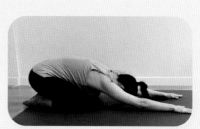

在婴儿式中通过呼吸进行自我按摩

婴儿式下的腹式呼吸能按摩腰部，因为大腿的限制作用，腹部无法鼓起，身体的活动集中在后侧。每一次吸气都会拉伸腹横肌与背部深层肌肉，让腰部得到伸展。膈脚的运动能减轻腰椎间盘受到的压迫。如果张开鼻腔用力吸气，让更多空气进入身体，我们就能更深切地感受到呼吸对身体内部的按摩。

婴儿式变体：用软垫支撑腹部

将U形软垫从中间对折，叠放在一起。患者跨坐在软垫上，随后俯身，让腹部在软垫上。双肘贴地，头部置于地面。该姿势为婴儿式的变体，上半身俯身，臀部坐在脚后跟上，双臂可以贴靠身体两侧或伸到身体前方。参考本书第121页图片。

如果这一姿势令人舒适，可进一步伸展双腿让整个身体趴在软垫上，就像猎豹趴在树枝上一样。

4

坐姿：寻找正确的支点

我们知道，坐姿是最难的姿势之一，因为身体在承受重力的同时又处于休息的状态。如果没有找到正确的支点，或者没有像7个月婴儿一样的背部肌张力（婴儿坐下时背部是挺直且放松的），身体就会因为用力挺直而很快筋疲力尽，往往还会出现中背部疼痛。

为了使身体真正地放松、顺畅地呼吸并长时间保持坐姿，我们应当根据身体形态调整姿势。部分人群适合盘腿，部分人群则适合双腿伸直，也有很多人需要借助辅助器具。

席地而坐

盘腿坐

盘腿坐下时，将U形软垫置于股骨下方有助于让骨盆向前（尾骨向后且完全放松），膝关节得到支撑，这样我们就能够在不弯曲背部的情况下将手肘放于膝关节上方。

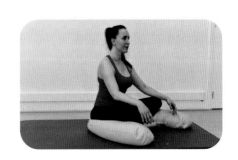

正确的盘腿姿势：骨盆向前，膝关节上提

靠墙支撑

我们也可以让背部与臀部靠墙，向前平行伸直双腿，或者分开双腿并屈膝。

对于拱背的人而言，用任何硬物支撑背部都会带来不适，但如果在中背部至肩胛骨下缘提供支撑，例如使用柔软的小球，就会十分轻松。

背部凹陷或平坦的人群通常会过度伸展身体前侧，且其肩胛骨下缘很紧张，这时可采用U形软垫在身前和身后提供支撑。软垫的一端应置于肩胛骨下缘而非腰部，另一端则应放在胸部下方。

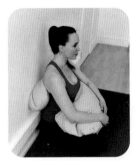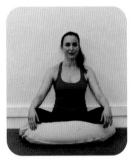

身体靠墙

 这种姿势特别适合哺乳。

瑜伽球支撑

最舒适的坐姿是背部倚靠大瑜伽球（通常直径为65厘米）。如果搭档坐在瑜伽球上，我们的手臂可以抬至合适的高度，头部后靠，颈部呈一条直线伸展，这个姿势令人舒适。对于因不良静态姿势或妊娠而

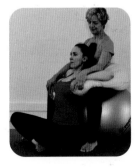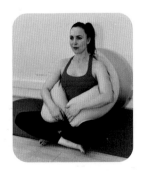

引起消化道疾病尤其是胃食管反流的人来说，这个姿势更令人舒适。

我们可用U形软垫代替搭档，将软垫放在瑜伽球上为手臂提供支撑。

身体前侧支撑

如果身体形态不适应盘腿姿势，我们也可以借助辅助器具为身体前侧提供有力的支撑。例如，我们可以在膝关节上方放置U形软垫或花生瑜伽球。这一姿势能使上背部放松，仿佛倚靠在阳台栏杆上。注意保持正确的吸气方式，呼气时不要出现脊柱前屈。

如果身体十分灵活、过度伸展或背部平坦，我们可以将瑜伽球放在身体前方，趴在瑜伽球上轻轻摇晃身体。

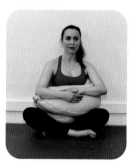

**双肘置于软垫上，
脊柱直立**

低矮的坐具：最佳座椅

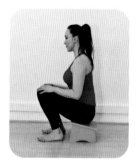

**矮凳应向后倾斜：
千万不要弄错方向**

坐在低矮的座椅如倾斜的矮凳上，是非常有益的被动拉伸。

将双肘放在膝关节上，让肩关节与骨盆之间保持最大距离。此时背部完全挺直且放松，脊柱后弯程度最低。对于难以席地而坐的人，这个姿势非常有益。

也可以将矮凳靠墙，背部靠在墙上，交替前后支点。不过拱背的人可能无法让整个背部贴墙。

U形软垫可以替代矮凳，其优点在于高度可调节（软垫能对折1次或2次）。如果髋关节的屈曲程度不够，我们可以通过折叠软垫来垫高臀部。

花生瑜伽球也可作为矮凳使用，但其高度较低，因此我们需要强大的髋关节屈曲能力才能保持坐姿。花生瑜伽球的优势在于它能让身体向前后左右灵活地移动，有助于髋关节的横向拉伸，能缓解骶髂关节的疼痛。

跨坐：亚洲人的坐姿

这个姿势的难点在于保持背部挺直，如果能使用肘关节作为支点则会轻松许多。

我们可以双脚或单脚着地跨坐在 U 形软垫上。单脚着地时，该侧的膝关节能给肘关节提供支点，让背部挺直，身体保持放松，还可以在髋关节屈曲困难时放松另一侧腹股沟。应左右交替进行此练习。

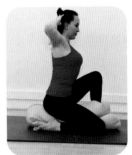

这一姿势的不对称性对妊娠期女性非常有益，因为孕妇会自动选择拉伸没有出现脊柱后弯的一侧

坐在椅子上

坐在椅子上十分不利于背部放松，也不太舒服，并且还需要同时避免脊柱前屈和后弯。过高的椅子会让髋关节高过膝关节，从而让腰椎不断交替后弯和前屈。因此，抬高膝关节、支撑背部尤为关键。为了让坐在椅子上比席地而坐更舒适，我们需要借助更多的辅助器具。

切忌倚靠向后倾斜的椅背，因为这一动作会让背部肌肉失去张力。

在椅子上获得伸展的唯一方式是跨坐面朝椅背，当椅背足够高时我们可以倚靠在上面。再强调一次，记得调转椅子方向。

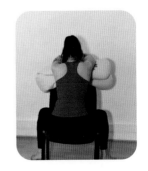

唯一的解决方案：调转椅子方向

关于高脚凳

新潮酒吧里的凳子与普通的椅子有着相同的缺陷：用来放脚的横掌过低，这导致股骨与脊柱之间的夹角太大，容易引起脊柱前屈或后弯。双腿悬空会让血液流向双脚，影响血液回流。人们通常还会交叠双腿坐。

如果一个座椅能让人站立着工作，只在骶骨处加以支撑，情况则会大大改善。如果我们的双脚在身体前方，骨盆在骶骨的支撑下向后倾斜，则脊柱后弯不会出现，双腿能承重，血液循环也会比双腿悬空时更为顺畅。此时双腿也不会交叠。对于办公室久坐族而言，这是个有效的解决方案，它能让人不时变换姿势并调整注视屏幕的角度。

在北欧国家，这样的办公模式很常见，员工们可以自由地升降桌椅来调整姿势。

避免交叠双腿

大多数女性都会交叠双腿以便上下半身的夹角可以保持90度并使脊柱自然地呈一条直线。然而当椅子过高时，膝关节位于髋关节下方，这会引起脊柱后弯；而如果背部倚靠椅背又会导致脊柱前屈，身体会通过前倾来进行代偿。此时我们也无法进行腹式呼吸，因此这两种姿势都不可取。

交叠双腿也不利于血液循环，尤其是一直叠放在同一侧。这个姿势会扭曲骨盆，引起骶髂关节失衡并在不知不觉间导致"假性长短腿"，看起来就像一条腿真的比另一条腿短那样。

我们应时常并拢双腿以观察是否存在姿势不对称。

必要的坐姿辅助器具

方法之一是用报纸或脚凳来垫高脚，如果条件允许，可以选择斜面脚凳，让股骨与脊柱的夹角呈90度。还可以用花生瑜伽球替代脚凳，这样做有一个额外的优点是能通过调整瑜伽球的充气程度来调节高度，从而使双脚更灵活，也能对足弓进行按摩，促进血液循环，锻炼腹部肌群。注意避免交叠双腿。

这种方法能通过屈曲髋关节让上半身整体前倾。我们可以在桌面上寻找支点，例如用双肘撑于桌面或将双手放在下颌使身体保持伸展。

上半身倚靠垫子是另一种方法，此时可将花生瑜伽球或对折的U形软垫放在膝关节上。

我们可以穿上束身衣来防止脊柱前屈，但不要选择传统的鲸须式束身衣，它们会使背部僵硬，妨碍身体完全伸展，也无法防止脊柱前屈。

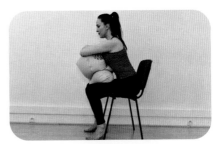

上身倚靠垫子的坐姿

如果身体前倾时感到疲惫，可以将U形软垫夹在中背部和身体前方来增加舒适度。当身体前后侧都得到支撑时，我们会有更舒适的体验，也可以在身体前方放一本书或一件羊毛衫。哺乳期女性可以把婴儿放在身前。

久坐时，可以将U形软垫放在身前或膝盖上方，相比于像坐在"滑梯椅"上一样滑来滑去，这种姿势令人更舒适。即使是年轻人，坐这种滑梯椅也不利于背部健康。

若肌肉处在放松的懒散状态，脊柱会形成逆生理弯曲，这对腰椎间盘的压力是最大的。而骶骨与尾骨受到压迫会引起疼痛，甚至诱发压疮。

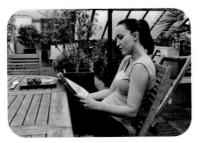

▣ 最糟糕的姿势

保持正确的姿势时，背部处于伸展状态，可以缓解椎间盘压迫。同时，腹式呼吸也可以促进消化与血液循环，预防椎体塌陷与骨质疏松，使苦于重力、倍感疲惫的人们重拾自信。

养老院、提供长期住院服务的医疗机构与姑息治疗中心都应配备U形软垫并教授使用方法。

如果我们仅仅将这种U形垫视作哺乳专用的辅助器具，背痛的情况就不会得到改善。

瑜伽正位垫

当我们坐在椅子上时，可以垫瑜伽正位垫来模拟坐在瑜伽球上，这样可以让身体在静态姿势下保持骨盆的灵活性。垫上垫子后身体位置会变高，因此有必要增加一个脚凳。

最近有一种横截面呈三角形的瑜伽正位垫，附带充气功能，我们可以用嘴给它充气。我们可以将正位垫高的一侧朝前，模拟坐在斜面矮凳上或蹲下时骨盆的状态。此时身体几乎无法向后寻找支点，因为这样会令人不适，因此身体只能前倾，于是骨盆恢复正位，脊柱后弯也自然消失。

如果将瑜伽正位垫调转方向，身体就会轻易后倾，同时脊柱也会后弯并压迫腰椎间盘，此时唯一灵活的部位是腰椎与骶椎，于是我们又出现了同样的错误。其实呼吸能指导我们保持正确的姿势。

我们也可以在汽车座椅靠背或是扶手沙发坚硬的靠背上使用瑜伽正位垫。将尖端朝下放，从而调整过于靠后的座椅靠背。瑜伽正位垫能将上背部向前推，在长途旅行期间给人柔软、灵活、舒适的支撑。

如果身体出现了错误的反向曲线，我们就应当调转瑜伽正位垫的方向。

利用桌椅拉伸：办公室简易练习

双臂交叉，双肘置于桌面上，额头贴在手臂上。将椅子后推，直到背部能良好地伸展，这个动作需要屈曲髋关节。

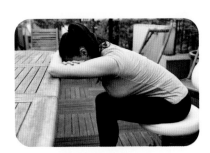

整个背部应笔直地拉伸，且脊柱没有后弯。当然，如果出现上背部塌陷，则需要在胸部下方放置U形软垫来防止肩胛骨下缘向内凹。

背部平坦且伸展

坐在瑜伽球上

瑜伽球的主要优点在于没有靠背。因此，当我们坐在球上时，身体会趋于前倾而非后仰。

瑜伽球不宜过高，我们坐在上面时双脚要能着地，使身体感觉到稳定的平衡。这样能避免脊柱后弯，唯一的风险是可能会因为脊柱前屈而出现拱背。因此，有必要向办公桌或餐桌的方向前倾身体并屈曲髋关节。

 在电脑前办公时推荐坐在瑜伽球上。

瑜伽球的可移动性迫使身体保持稳定，这会激发背部的肌张力。瑜伽球的用处很广，我们可以将瑜伽球用于很多练习中，例如四肢支撑的拉伸练习。

悬挂式下蹲：治疗下背部疼痛的神奇姿势

瑜伽球靠墙放置，身体坐在球与墙之间，臀部下沉。保持这个姿势时，瑜伽球十分稳定，它不会滚动远离墙面。我们可以双脚贴地或悬空，也可以在瑜伽球前方放一个U形软垫，脚踩在软垫上来保障安全。此时膝关节就像被悬挂起来一样，我们可以通过重力拉伸背部。

除拱背人群外，这个姿势能让人体整条脊柱得到伸展。我们还可以在呼气时让背部紧贴墙壁以提升练习效果，也可以将双手放在膝关节上方，将上身往后推。

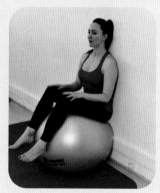

瑜伽球上的悬挂式下蹲

5

站立或下蹲的
镇痛姿势

站姿

站立时人很难放松，唯一的放松方式就是背部靠墙站立。将双脚向前伸，脊柱贴靠墙壁，同时避免肩关节与髋关节靠近和颈部牵拉。最舒适的靠墙站立方法是将柔软的小瑜伽球放在肩胛骨下缘来按摩上背部，或者置于骶髂关节窝来按摩腰部。这些姿势颇有自我按摩疗效。

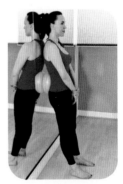

站立时借助瑜伽球放松

蹲姿

蹲姿是放松背部的有效姿势，也不会导致脊柱后弯，重力会作用于下背部这一难以放松的部位。

我们之中的许多人不会正确地下蹲：下蹲时需要保持双脚**平行**，同时避免上背部拱起，这也成为很多人无法完成该动作的限制条件。还有踝关节、膝关节、髋关节的灵活性较差等各种问题也会给下蹲带来困难。

因此，我们需要借助辅助道具或采用悬挂姿态来完成蹲姿，从而放松背部。

靠墙蹲

背部靠墙，双脚平行分开，与骨盆同宽，与墙面保持一只脚的距离，双脚脚尖切勿朝外。

身体沿墙面下滑，其间脚后跟可能会抬起，但随着身体继续下降，脚后跟会再次下降并贴地。如果膝关节与髋关节处于健康的灵活状态，我们会发现身体能保持悬空，臀部靠近地面，背部提供支撑，上背部挺直。重力会逐渐使臀部下降，能很好地拉伸下背部。

不要试图发力上提身体，只需要让身体跟随重力自然放松即可。

如果髋关节非常灵活，臀部能够碰到地面，我们就可以在脚下垫上瑜伽砖等辅助器具。

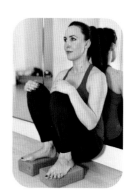

垫砖的靠墙下蹲

也可以使用小瑜伽球来练习。站立时将小瑜伽球放在骶骨处，使其位置尽可能地低，随后让身体压住小瑜伽球下滑，滚动的小瑜伽球能帮助身体下降。当身体蹲下时，瑜伽球会移动至上背部，这个方法可以为拱背人群带来更多的舒适感。

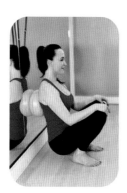

**借助瑜伽球
进行靠墙下蹲**

对于患有膝关节疾病的人群而言，前文提到的借助小瑜伽球靠墙站立是唯一能进行的练习。

悬挂式拉伸

悬挂姿势是放松下背部的绝妙拉伸方式。

利用双臂

肩关节保持不动，骨盆受重力作用远离肩关节，脊柱因此得以拉伸且压力得以缓解，但有时这一姿势会造成双臂与肩关节紧张。

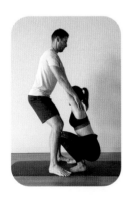

可以双人练习、借助毛巾进行练习或是使用类似尼克西分娩台上的悬挂式安全带来练习。

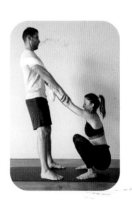

双人练习　　　　　　　　　**借助毛巾**

也可以利用稳固的阳台、窗台或是绳梯进行拉伸。拉伸时可以在脚下垫书或踏板来抬高身体，让臀部悬空以增强重力作用的效果。

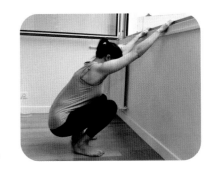

**可以利用绳梯或阳台边拉伸，
注意双脚保持平行**

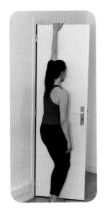

两扇门之间如果安装了引体向上杆，也可以在杆上绑上床单、布条，调节好长度以使身体能悬挂式下蹲。还可以在打开的门上方挂一条床单或长毛巾，用双臂抓住来让身体悬空。

如果身体只有一侧疼痛，单手吊在门上就能实现良好的伸展。

单侧拉伸

利用骨盆：反向悬挂式

让身体倒过来悬挂也能利用重力拉伸背部，这个姿势对颈部与上背部的疼痛特别有效。

坐在椅子上，让腹部贴靠大腿、膝关节分开与骨盆同宽、胸部朝前，拉长骨盆与肩关节之间的距离，同时注意不要拱背。随后将腋窝放在膝关节上方，自然地让头部下垂，肩关节向前、向下伸展。

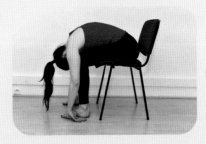

借助椅子拉伸背部

动作串联

背部挺直靠墙，双脚与墙面保持一只脚的距离。随后俯身、屈膝，让腹部贴靠大腿。保持背部伸直，让肩膀与骨盆之间的距离始终保持不变，头部自然下垂。腹部紧贴大腿，利用腹式呼吸来按摩腰部，双臂也自然下垂。在上半身放松、不试图抬起的状态下逐步过渡至蹲姿，再缓慢抬头，最终背部贴在墙上，臀部靠近地面。

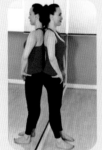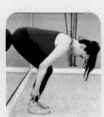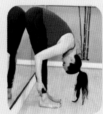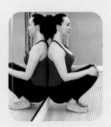

靠墙的串联练习

双人练习

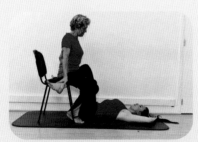

借助搭档的膝关节使身体悬空

搭档坐在椅子上或瑜伽球的边缘，膝关节分开。

我们靠近瑜伽球或椅子，面朝搭档仰卧。

我们将小腿搭在搭档的大腿上，抬起骨盆靠近对方，并将臀部放在搭档的大腿下方。搭档压住我们的双脚，让骨盆自然地悬空。此时搭档可轻轻地横向摇晃。

这姿势能让下背部、骶髂关节和腰部放松，带来令人惊叹的解压效果。如果练习者的身材比较高大，臀部无法悬空，那么在搭档的膝关节上方放置 U 形软垫即可。

搭档也可以坐在瑜伽球上帮助我们完成悬挂式练习，瑜伽球能提高身体的灵活性。

进行进阶练习：我们将布带或足够宽大的毛巾放在背部。搭档双肘贴住自己的膝关节，提起布带并左右滑动，让我们的骨盆享受令人十分放松的摇篮式按摩。

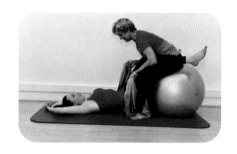

用布带托起骨盆

如果搭档的姿势正确，那么他的背部不会受力。

注意：如今健身房中很流行悬挂姿势，例如用布带绳子固定膝关节或脚踝让整个人离地悬挂。

这些姿势十分危险：首先，可能会导致脊柱后弯与头部后仰。其次，血液将突然汇集至颅内，恢复正常姿势时头部也会突然上抬，血液无法渐进式地循环回流。最重要的是，当头部突然向前抬升时，颈部会承受类似"剪切"的压力。

在进行后文中的双人练习时，即使头部处于骨盆下方的位置，我们也并没有上述风险。

7

按摩与自我按摩

本章不涉及由理疗师完成的治疗性按摩方式，仅讨论简便可行的家庭按摩或自我按摩方法，能起到放松与舒缓的功效。

自我按摩时，需要准备不同尺寸的瑜伽球。

自我按摩

上背部

靠墙站立或坐下。

将柔软的小瑜伽球置于上背部。如果背部是凹陷的，我们可以将瑜伽球放在肩胛骨之间来缓解疼痛。用背部压住瑜伽球，接着要想象自己像雄鹰展翅一样展开肩胛骨之间的空间。

驾乘汽车时，倾斜的瑜伽正位垫是上背部的救星。让瑜伽正位垫的尖端朝下，顶部与肩关节齐平，当我们靠在靠背上时，瑜伽垫会贴合背部，有助于上背部挺直（头枕的适应性通常很差，它会将头部向前推，其存在的意义仅仅是撞击或紧急制动时起到缓冲作用）。

腰部

　　用小瑜伽球或花生瑜伽球按摩腰部非常有效。我们背靠墙站立，将球放在腰部，双脚向前，腰部向后推并滚动瑜伽球，在这个过程中腰部不会屈曲。还可以横向滚动瑜伽球来放松整个腰部。

骶部

　　靠墙站立，将小瑜伽球或花生瑜伽球放在骶骨上，随后身体向下蹲，同时使瑜伽球贴墙滚动。身体无须完全蹲下，我们只需要感受运动时球对身体的按摩和腿部股四头肌的发力即可，这对于避免背部疼痛复发至关重要。我们可以循序渐进地完成几组下蹲和起身动作。可以自己调整下蹲与起身的幅度，要注意身体发力将背部推向墙面以便使腿部能更好地拉伸。

　　还可以在髂骨上方的脊柱两侧各放一颗网球，随后屈膝下蹲，同时尽可能地向墙面推网球并让其沿椎旁肌（脊柱两侧的肌肉）滚动，这个动作可能会令人十分痛苦，但作为加强版的按摩方法，效果非常好。网球在身体两侧的轨迹极有可能不对称，因为每个人都或多或少存在脊柱侧凸与不对称的肌肉紧张，通过这个方法我们能感知到背部的不平衡。

正如前文提到的，借助椅子仰卧也能对骶髂关节进行按摩。

如果骶骨有些凸出，我们可以进行如下练习。注意练习强度可能会有些大，起初也可能会引起疼痛。

仰卧于地面，屈膝，让双脚平行。抬起骨盆，在骶骨处（即尾骨的正上方）放一颗网球，顶住骶骨最突出的部分。

一侧大腿收向腹部，双手托住膝关节以保持该姿势，另一侧腿伸直。身体保持平衡，所有的重量都要压在网球上且网球不能滚动，通常这个动作会让人很难受。进行几次呼吸后再换另一侧腿，重复上述练习。

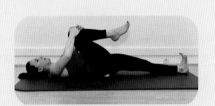

针对骶骨凸出的练习

与初始时相比，我们会发现在练习之后骶骨变得平坦许多，这说明骶骨相对于髂骨的位置发生了移动，出现了反转。这个练习对于骶骨区域僵硬的人群非常有效，但练习过程会令人十分痛苦。

家庭式按摩与双人练习

很多国家仍然存在非医学、非治疗性质的按摩实践（如婴儿按摩），这些手法同样有镇痛的功效，尤其在分娩期间十分有效。例如在土耳其浴室、泰国和中国的养生按摩中心里进行的按摩，还有孩子们给爷爷辈做的家庭式按摩……我很认同这些传统按摩技术。这些令人放松的养生按摩手法有时力道会较大并且会带来疼痛，但在放松紧张部位、复位和缓解压迫方面十分有效。

双人练习作为一种简单的放松手段，主要针对因肌肉紧张或轻微生理性不对称引发的背部常见问题，其目的在于保健而非治疗。

毫无疑问，搭档应熟悉肢体摆放位置与保护姿势，才能使双方都从这项练习中获益。

我曾在摩洛哥南部乡村的土耳其浴室里，拍摄了当地常见的传统按摩过程。按摩师是住在传统建筑里雅德[①]里的女佣，她们没有受过任何解剖学训练，但在按摩的过程中没有出现任何错误，同时她们的背部始终保持挺直，这着实令人惊叹！相较之下，法国的治疗师们却经常由于职业原因"弯腰驼背"，相信这对于他们而言无疑是一堂生动的课程。

上背部与肩关节

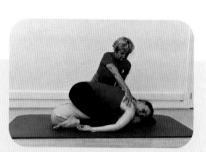

上背部按摩

采用这些姿势能非常轻松地接受上背部与肩关节的按摩：完全俯卧或将四分之三的腹部放在垫子上，防止脊柱后弯；也可以采取四肢支撑或婴儿式。

颈部伸长并放松，一侧耳朵贴靠U形软垫，肩关节置于软垫上方并使腋下悬空。这个姿势本身就能让人放松。

搭档五指分开，从脊柱开始向两侧按摩，拉开我们的肩关节，沿斜方肌伸展肩部，随后用手掌包裹双臂，朝肘关节方向向下推动。

搭档从中心到外围，从上背部向腰部，逐步对整个背部进行按摩。

脊柱两侧的按摩需要用掌根从上到下按压直至骶骨，这个按摩手法令人非常舒适。

坐式按摩椅[②]能帮助颈部保持延伸，被按摩者可以将前额放在椅背的U形软垫上，面部放在中间的空隙处。坐在椅子上本身也是在放松！

如前文所述，侧躺姿势的韩式按摩手法也非常有效，尤其当疼痛位置在肩胛骨下方或者疼痛由**落枕**引起时。

---

① 摩洛哥传统民居，带中心花园的"回"字形庭院建筑。——译者注
② 一种被按摩者面朝椅背坐着的折叠式按摩椅或折叠式刮痧椅。——译者注

我们侧躺，上方的大腿提向腹部以避免脊柱后弯，上方手臂贴在身侧，另一只手臂放在头的下方。

按摩师在我们身后用一只手托起我们的手臂，双手十指张开，从前后方包裹肩关节，随后让肱骨向上、向下运动。肩胛骨要始终像百叶窗一样贴着背部。拉伸斜方肌会给人带来非常舒适放松的体验。按摩师在按摩中可能会感受到阻力，我们的关节处会产生摩擦，或发出窸窸窣窣的细小声响。继续轻轻按摩，关节就会像涂了润滑油一样逐渐变得灵活。

按摩师的双手有必要保持温热，应当尽可能地用双手包裹住我们的肩关节。

按摩的第二步技术性更强，动作也更精妙。

按摩师将我们的手臂拉至背部，这个动作会使肩胛骨凸出，看起来像是天使的翅膀一样，不过这也取决于每个人不同的身体形态。

按摩师用上方的手轻轻按压肱骨，使肩胛骨凸出更为明显，接着用另一只手在肩胛骨下方敲击并轻轻拉动肩胛骨，仿佛在给羊排剔骨。动作应当轻柔且循序渐进。此时我们会有一种奇妙的感觉，但不会疼痛。

随后按摩师应继续让肱骨上下滑动，相较于一开始，此时动作可以更流畅一些，并且幅度可以稍稍大一些。

最后，按摩师开始按摩斜方肌。此时我们应将颈部伸展放平，下颌稍稍内收。按摩师双手合十，其指尖位于我们的头与肩膀中间，手掌轻轻地放在我们颈后敏感的肌肉上，有时这些肌肉会因为紧张而变得像粗壮的绳索。按摩师切忌将双手放在我们颈部前方的颈动脉上。按压颈动脉会令人不适，甚至会让人产生窒息的感觉。

按摩师稳定地发力，切忌垂直方向按压，双手应当带着一定的阻力相互远离以拉伸我们的皮肤与肌肉。斜方肌的拉伸会使肱骨远离颅底，颈部也会因拉伸动作而自然地屈曲。注意不要拉扯到头发。

搭档的双手必须保持温热，我们的皮肤在按摩后也会略微泛红。这一过程应当令人舒适，否则就需要暂停，重新进行第一步的按摩动作。如果是落枕的人，则按摩时感受到的疼痛其实有益于身体，此时应当继续接受按摩，循序渐进。

这一按摩过程还需要配合一些练习才完整，如臀桥式练习（见第137页），才能更好地拉伸颈长肌。如果是睡觉时肌肉紧张导致的落枕，在按摩后肌肉能瞬间放松，数小时后人们会惊讶于疼痛消失了，甚至会忘记这件事。

自上而下的背部按摩

按摩整个背部肌群，伸展脊柱与椎旁肌，这些都能带给身体惬意的感受，做起来也很简单。

背部挺直，脊柱不要屈曲，肩关节尽量固定。搭档双手十指张开，手掌放在靠近头部的脊柱两侧，自上而下地用力按压，此时包括下背部在内的整个身体都不会感到紧张。

我们也可以跨坐在调转方向的椅子上，将前臂搭在椅背上，头部侧放。

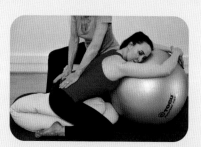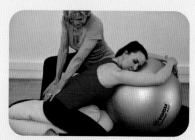

椎旁肌与骶骨按摩

采用筋膜球或硬质泡沫球进行按摩

若搭档在按摩时感觉费力，可以使用2个筋膜球沿两侧脊柱沟小幅度滚动。使用球时，向上按摩会比向下按摩更令人舒适。

提拉滚动式按摩

搭档从骶骨开始，提拉我们脊柱上方的皮肤，像滚动小圆柱一样一直向上，滚动提拉到颅底。

在脊柱下方的皮肤很难被提拉，皮肤和组织会紧实地贴合在一起，仿佛与骨骼连成了一个整体。而越往上，皮肤越容易被提拉起来滚动。完成一次后重新回到骶骨位置重复按摩，直至皮肤最紧的部位也能提拉滚动为止。

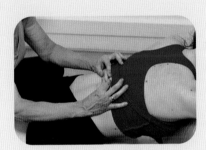

提拉后背皮肤进行按摩

这个按摩手法会在表皮层、真皮层、筋膜、肌肉甚至骨骼中产生深层次的效果。

在此我推荐让-克劳德·甘博图（Jean-Claude Guimberteau）博士拍摄的影片《人体内部结构》（*Architectures d'intérieur*）[1]，该影片展示了人体在受到触摸和自主运动后会出现的成千上万种身体反应。

---

[1]　内部生命影视公司（Endovivo production），2012年。

震颤法

　　搭档单手握拳，食指与中指分开放在我们脊柱两侧，随后手指从我们腰部开始横向震颤。

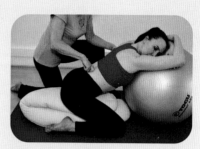

震颤法

　　搭档手指保持震颤并逐渐上移至头部。

　　搭档一只手扶住我们的头顶，用另一只手的关节按压枕部两侧，即头部与颈椎连接处两侧的颅底孔隙所对应的体表部位。搭档用指骨轻轻内推的同时开始震颤。这个按摩手法会给人带来一种奇妙的感觉，不会令人难受，放松效果绝佳。

　　虽然这些按摩手法很简单，但对于按摩的人来说非常累。

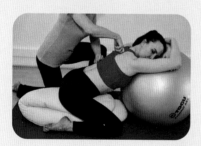
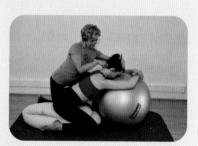

按摩枕部两侧

下背部与骶髂关节按摩

　　四肢支撑姿势下，背部延伸，腹部放松或贴地，此时可以对骶骨进行较大力度的按摩。

　　搭档需要将自己整个身体而非指尖的力量施加在我们骶骨的凸出部分，向下、向耻骨方向推动，仿佛试图将尾骨拉向耻骨。骶骨此时呈现**反转状态**，这也是通常情况下正确的骶骨位置。

这种按摩方式能有效缓解骶髂关节疼痛（孕妇由于胎位的不同，有时会感到疼痛难忍）。同时，作为符合生物力学的手法，它能帮助胎儿进入骨盆。即使不再疼痛或实施了硬膜外麻醉，孕妇以及很多背部不适的人仍然青睐该按摩手法。

搭档可以用拇指与手腕间的大鱼际按压我们的骶髂关节窝，随后向外旋方向施加力量。也可以用硬质泡沫球或筋膜球按压并旋转，用网球进行自我按摩同样有效。

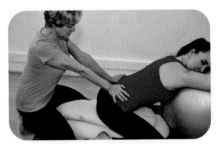

搭档用手按压骶髂关节窝

当我们俯卧在 U 形软垫上或采用婴儿式时，搭档可以直接将自己身体的重量压在我们的骶骨上，从而调整骨盆位置。

调整骨盆位置时，搭档可以用双手托住我们的骨盆，随后进行小幅度摇晃，同时将一侧骨盆翻转向另一侧，在拉伸的同时敲击骶髂关节。

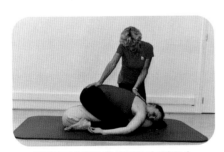

搭档可以将身体重量压在骶骨上

美人鱼式（见第 127 页）是有助于腹式呼吸和活动肋骨的绝佳姿势。孕妇子宫位置偏右，因此往往需要释放右侧肋骨下方空间以及放松左侧骶髂关节。

如果患有脊柱侧凸，尤其是已经对呼吸产生影响时，这个姿势非常有效。

8

简易家庭式按摩手法

本节借鉴了妊娠期按摩手法和传统的家庭式按摩技法，例如泰式按摩、韩式按摩、长披肩①的使用技巧等。

练习时我们和搭档席地而坐，搭档保持正确的姿势，通过动作编排，使双方进行互动。

本节不涉及医学领域的按摩，仅仅讨论简单的拉伸动作，以缓解由肌肉紧张引起的常见背痛。这些动作老少咸宜，属于预防疼痛的传统按摩手法。世界上很多地方的人们每周或每天都会进行按摩，有时穿着衣服按摩，有时也会通过加热（蒸汽浴、日式泡澡、桑拿等）来松解身体，有时还会用到精油。不过这类按摩无法从根本上解决病痛，大多是为了实现维持身体灵活性、放松以及保持平衡等体育运动无法实现的目标。

上背部

这个练习非常简单，不仅能放松背部与肩关节，还有助于恢复腹式呼吸。

---

① Rebozo，指墨西哥妇女的传统披肩。

我们坐在椅子或瑜伽球上，搭档在前方坐下或站立，调整双方的高度和距离。

我们环抱搭档的颈部或肩关节，将额头或一侧耳朵靠在搭档的胸口：搭档稍稍用力向上牵拉并摇晃，同时用手按摩我们的肩胛骨区域。

这种轻轻的摇晃具有很强的催眠作用。此时，我们会自然地进行腹式呼吸：只需要从盆底区域开始平静地呼气，让气体从口腔或鼻腔呼出，然后再让空气自动地进入身体，不要努力吸气。重要的是，不要主动吸气，不要耸肩。搭档会明显地感受到我们不改变胸廓位置（肩胛骨位置不会移动）且放松的腹式呼吸与主动且带着压力的胸式呼吸的区别，因为后一种呼吸会让搭档感受到我们的肋骨在手下方移动。建议尝试一下这个充满趣味的练习（参见第85页）！

这个练习只需要几分钟就足以消除上背部的肌肉紧张。

对于哺乳期女性而言，这是理想的按摩动作。练习后可在肩膀上套弹力带以维持这种放松的状态。

凹背人群的按摩

对于天生背部凹陷或肩关节超伸的人而言，上述姿势不太适用。他们应更多地向上挺直背部，而不是向前拉伸。

四肢支撑姿势下借助瑜伽球进行拉伸

我们跨坐在U形软垫上，胸骨上方贴靠瑜伽球，上背部获得支撑并保持平坦（注意瑜伽球的尺寸，不宜过大以防止拉伤肩关节）。搭档在瑜伽球前方跪下或蹲下，牵拉我们的双臂。此时，我们的骨盆被动翻转，起到平衡的作用。

这一拉伸动作对于缓解下背部与骶髂关节的疼痛也有效果。

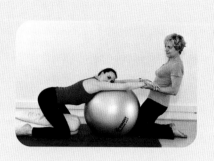

基于四肢支撑姿势的拉伸

双臂向后拉伸的动作非常神奇，看似令人担忧，实则令人非常舒适。

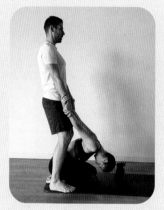

头部悬空

我们的身体保持婴儿式姿态。搭档在我们身后站直，将双脚置于我们的骨盆两侧以固定骨盆的位置，同时屈膝以保护自身的背部。

我们的双臂向后伸展。

搭档握住我们的腕关节，轻轻向后拉，并伴随着轻微的摇晃。

注意头部悬空，当身体达到最佳伸展幅度时，务必要保持放松。

如图所示，搭档小心地放下我们的身体。

双腿伸展，搭档用双脚固定住我们的骨盆

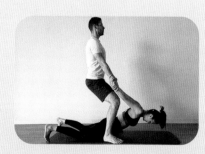

　　这个动作基于生物力学规律，无法独自完成，但能产生独特的功效，让人体会到胸腔打开的美妙感受。不过部分人群的肩关节并不适合这一姿势。

　　如果肩关节很灵活，那做这个练习真是享受！

借助双脚进行泰式按摩

　　我们盘腿坐下或采用其他不会导致脊柱后弯的姿势，让身体略微前倾。搭档坐在后方。

　　我们将双臂向后伸出，搭档握住我们的手腕。我们的臀部两侧保持水平，搭档用双脚对我们的整个背部进行按摩。

　　对骶髂关节进行按摩时，搭档可将双脚置于我们的骶骨两侧，左右交替推动骨盆。

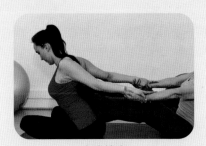

泰式按摩

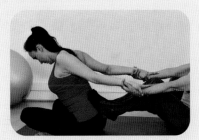

按摩骶骨

双人臀桥式

　　我们将在后文中再次提到臀桥式，这一练习不仅能增强上背部肌群力量，对骶髂关节与腰部同样有良好的放松效果。臀桥式能让人完全伸展（区别于脊柱过度前凸与脊柱后弯），并在拉伸背部的同时锻炼背部肌群，这样的效果实属罕见。完全伸展的姿态还能使闭合的身体打开并恢复平衡。

　　保持与重力方向相反的姿态能反向锻炼身体肌群，改善血液循环，也会让器官的位置自然上升。

身体平躺于地面，不需要枕头，颈部尽可能地拉伸。掌心朝上，双臂置于身体两旁。

搭档面朝我们，坐在自己的脚后跟上，我们的双脚放在搭档双肩上，确保股骨与脊柱的夹角小于90度。

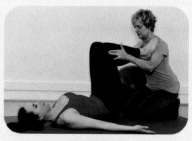

双人臀桥式

我们处在正确的姿势时，骨盆很容易抬起并调整至中立位，身体会自然地伸展，腹部肌群无须用力，仿佛神奇魔法一般。

此时双脚切勿用力向后推，以免搭档失去平衡。

随着骨盆的上抬，上背部会逐渐向内凹陷，我们可以将双手伸向双脚的方向使肩关节放松，双臂用力按压地面让肩胛骨内收。这个动作也能锻炼手臂下侧的肱三头肌，而肱三头肌很少能得到锻炼。

保持下颌内收，伸展颈部，借助盆底肌群上提臀部（而不是肚脐）。

根据身体的舒适度，可以保持该姿势，也可以进一步提升练习强度：搭档将姿势过渡为跪姿，我们继续将臀部向头顶方向推，此时搭档须挺直背部以保护脊柱。

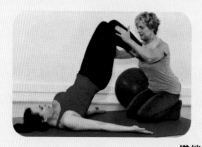
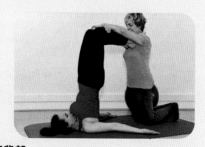

搭档挺直背部

当身体准备回到地面时，我们应将双臂伸向头后方以防止上背部拱起，同时为确保腹直肌始终保持拉伸，应依次让每一节椎体贴向地面，缓慢舒展身体。这种感觉很特别，但会让人格外放松。有时由于长时间的肌肉紧张，最初几次放松练习会伴随着肌肉疼痛，但伸展会逐渐变得顺畅。

> 悬挂状态对腰部与下背部的放松十分有效。
>
> 回到起始位置后，我们可以向后伸展双臂，进行深度的腹式呼吸。

当然，部分人群尤其是驼背的人群无法完全伸展颈部，也无法很好地完成最终的姿势。这时可以将双臂放在身体两旁，并在枕骨下方垫一个小枕头。总之，舒展练习对身体大有裨益。

小猪悬挂式

接下来，我们可以进一步提升脊柱放松练习的强度。

许多人都幻想着将双脚挂起来，从而利用重力进行拉伸，让身体悬空。

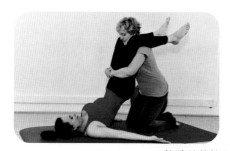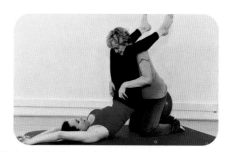

将膝关节挂在搭档肩上进行拉伸

但在这个过程中要避免脊柱后弯，抬头时不要屈曲颈椎……这是不可能的。不过，可以让膝关节挂在搭档肩关节上进行拉伸。此时脚成为身体的最高点，身体自然地受到重力作用；头部能平放，骨盆也会被动旋转。这是符合人体生理规律的姿势（髋关节屈曲角度大于90度）。

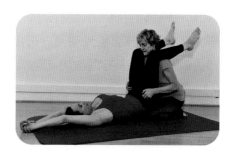

复位时通过屈曲髋关节将骨盆向后拉

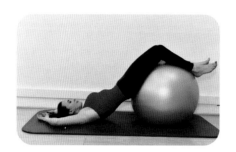

如果能自如地使用瑜伽球，也可以借助瑜伽球来使身体悬空。

借助大瑜伽球使身体悬空

下背部、腰部与骶髂关节按摩

这些练习的关键在于固定肩关节，同时要采用非对称的方式使骨盆远离肩关节，从而活动骨盆两侧的骶髂关节。

采用非弹性拉力带或围巾

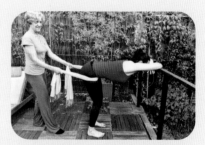

我们俯身趴在窗沿、阳台边或绳梯上，固定肩关节，根据身体灵活度决定是否需要屈膝。将臀部向后拉，背部伸直或凹陷，切忌拱背。

搭档将非弹性拉力带或围巾绕

固定头部，摇晃着向后拉伸

过我们的腹股沟，将骨盆向后拉。左右交替轻轻牵拉。

另一个练习是我们盘腿坐或跪坐在脚后跟上，搭档屈膝坐在对面。我们身体前倾，环抱搭档颈部。搭档将双脚踩在我们的腹股沟和髂前区域。

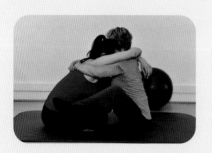

搭档将身体向后仰以拉伸我们的背部，随后双脚交替踩压我们的腹股沟。

这个动作有一定的技术难度，但能立刻缓解身体压迫。

搭档双脚交替踩压腹股沟

敲钟式

敲钟式练习在武术训练中广为人知。非洲西北部地区也有在分娩后采用这种方法进行按摩的传统。

搭档的身高应和我们一样或比我们高，否则就需要改变基础姿势。

我们和搭档背靠背站立，我们的骶骨略高于搭档的骶骨，手臂交叉以便搭档可以将我们架起来。搭档拱起上背部将我们背起来，同时我们的身体自然地伸展，头靠在搭档身上，背部呈现凹陷状态。

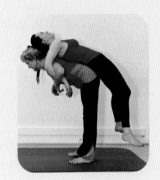

搭档持续俯身，用脊柱向上推，仿佛背着背包，我们双脚离地。此时我们应将身体的重量完全压在搭档身上，肩部悬垂，骶骨支撑在搭档的身体上。腿部的重量能够拉伸腹股沟，作用于骶髂关节而非腰部。此时我们的身体处于完全伸展状态，不会出现脊柱后弯。

敲钟式

很多地方都有女性在分娩后进行闭合骨盆恢复练习的传统。"闭合"意味着骨盆恢复中立，坐骨与坐骨棘靠近，盆底闭合以增强括约肌能力，同时骨盆上方打开使内脏得以进入盆腔并紧贴背部，避免内脏向前进入下腹前部。

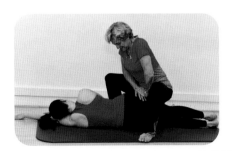
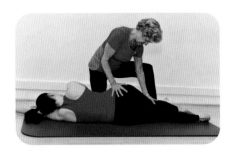

让骨盆恢复闭合状态

我们侧躺，身体完全垂直于地面，双腿叠放。

在这种姿势下会很容易地发现骨盆最宽的地方是髋关节与股骨的接合部位，而不是髂嵴，在其他姿势下，这一特征则不明显。地面的支撑力可以支持我们对上侧腿的股骨大转子施加压力，使骨盆的两端靠近。搭档可以跨坐于我们上侧腿的股骨大转子处，通过纵向按压腿部来按摩大腿。

利用屈大腿助产法进行拉伸

利用屈大腿助产法来进行拉伸，能对下背部产生奇迹般的效果。同时用该方法还能很好地区分髋关节屈曲和脊柱屈曲。

起初，这是肩难产时产科的紧急处置方法。但该方法有着重大风险，并且往往会引发相当严重的后遗症（例如新生儿臂丛神经损伤，进而导致双臂瘫痪）。

屈大腿助产法的目标是扩大骨盆上方狭窄的通道，将子宫调整至正确位置（子宫应贴靠母体背部而不应前倾）并在耻骨联合上施加压力以转动胎儿的肩关节，使嵌顿的前肩从耻骨联合下方娩出。该方法会伴随着下腹部腹横肌的收缩，形成的姿态与骶骨反转的姿态完全吻合。

在实际操作中，医生会将产妇的膝关节朝肩关节推动，使产妇身体对叠，但这一动作仅仅会让腰椎屈曲，骨盆口径则未发生丝毫改变。此时医生会将拳头压在产妇耻骨联合上方，因为该部位没有肌张力。

有医生声称这是生物力学在产科中的应用或自诩其科学性，然而我们不能忽视这种方法存在重大风险。我认为大多数情况下这种方法仍然能够起效是因为胎儿的肩关节并没有真正卡住。

仰卧并最大程度地屈曲髋关节，让两条大腿平行，骨盆位于股骨之间，防止臀部抬起。搭档面对我们坐在椅子上或跪在地上，我们的双脚抵住座椅的边缘或搭档的肩关节。

搭档不应将我们的膝关节推向胸

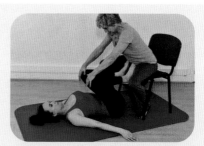

利用屈大腿助产法进行双人练习

腔，而是应当用手握住我们的膝关节，将股骨压向地面，过程中搭档也应保持髋关节最大程度地屈曲。我们的脊柱因此能够完美地伸展，骶骨贴地，髂骨向前翻转。有效的拉伸能让我们明显地感受到背部的压力得到了释放。

练习要点是我们的大腿需要保持平行，否则在股骨方向上施压只会将股骨头推入髋臼，而不会产生其他任何功效。

蹲姿变体

屈大腿助产法的变体之一是悬挂式下蹲。对于因骶骨凸出而无法在地面平躺练习的人群，这一姿势非常舒适，还能有效地拉伸下背部。

搭档跪在地上，背部挺直以保护脊柱。我们面朝搭档蹲下，双臂环抱搭档颈部（双方身高需要匹配），双脚放平于地面，与骨盆同宽，保持平行。

搭档在我们的股骨上施加推力，将我们的膝关节推向臀部与地面的方向。

这样下背部能够得到最大程度的拉伸，下腹部腹横肌也会自然地收缩，骶骨反转。

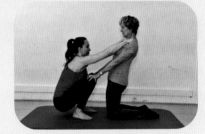

屈大腿助产法的下蹲式练习

借助椅子的臀桥式

臀桥式也可以借助椅子来完成，这与搭档跪坐在我们前方的练习效果相同。此时我们能轻易地抬起臀部，不会出现脊柱后弯，伸展动作也能让整个背部完全放松。

臀桥式姿势中要防止膝关节向两侧分开，这样才能更好地放松骶髂关节。

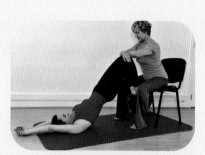

搭档将双手置于我们的膝关节外侧（搭档双臂交叉会更轻松），防止臀部抬升导致的膝关节外旋。外旋受到限制时，能拉伸髋关节的外旋肌，其中也包含梨状肌，它们经常处于紧张状态，这也是骶髂关节阻塞的原因。

臀桥式中固定膝关节

我们将在后续章节中继续讨论这些姿势，也会借助弹力带来防止膝关节外旋。

悬挂与摇晃

在镇痛姿势章节中，我们已经学习这类拉伸动作。搭档坐在椅子或瑜伽球上，我们的小腿搭在搭档大腿上，抬升身体，随后膝关节滑向搭档的腹股沟，使骨盆处于悬空状态。搭档用手按住我们放松的双脚。搭档轻轻地左右摇晃躯干，能让我们进行更深度的拉伸，此时重力成了神奇的力学馈赠。

在悬挂姿势的基础上，可以用一条毛巾或布带绕过骨盆和腰部下方，包裹整个下背部，这样能让背部更好地保持悬空状态，完成更细微的动作（参见第180页）。

搭档可以将双肘置于膝关节上方，避免给自身背部施加压力。接着托起我们的骨盆与腰部并左右摇晃，也可以进行"8字形"摇晃，或是根据我们的感受提升一侧的拉伸强度。

这个练习很安全，也具有极佳的镇痛效果。我们可以自然地让自己被托举起来，仿佛处于漂浮状态。

借助绑带，需要两名搭档参与的骨盆练习

这个练习借鉴了传统的产后恢复训练，依然具有闭合骨盆的效果。这也是多数静态姿势，尤其是骨盆静态姿势的基础，它可以确保腹腔内器官与盆底肌群处于正确位置，避免器官下垂与尿失禁。

这个方法对骶髂关节活动过度、阻塞或不对称等问题带来的不适都具有缓解效果。

仰卧，颈部伸展（根据需要选择是否垫枕头）。将骨盆调整到正确位置并在膝关节下方垫上 U 形软垫，防止脊柱后弯，同时保持髋关节正常伸展（髋关节与膝关节的夹角不宜过大，否则会使身体接近坐姿，在骨盆处缠绕绑带就失去了意义）。

将折叠后的毛巾或床单作为绑带绕过背部骶骨凸出的位置。毛巾或床单不宜过宽（宽度最好小于 8 厘米），这一点非常重要。

将双脚固定于地面，可以将一侧腿向外伸展来确定大转子的位置。绑带需要绕过大转子上方的股骨颈，随后在耻骨联合的位置交叉。

最理想的情形是在两位搭档的配合下完成，我们仰卧在地面或床上，两位搭档各站一边。他们需要拉紧交叉的绑带两端。若绑带的位置正确，我们的骨盆会自动、协调地翻转，以缓解骶髂关节压迫。我们会立刻感到放松，女性能感受到盆底区域和阴道的收缩。

如果绑带位置过高，骨盆活动受阻，按摩就会带来不适，这也是常见的错误。若绑带过宽，两侧髂骨则会受到影响，按摩同样会带来不适且身体无法体验到放松感。在这种情况下，用绑带围住大腿根会更好。

绑带在正确位置下，两位搭档可以将绑带在手上绕两圈以确保最大程度地拉紧，随后摇晃一段时间。注意是摇晃，而非抖动。保持缓慢、大幅度且规律的节奏，才能让我们的身体完全放松。

摇晃过程中，可能会出现明显的不对称现象，因为两侧髂嵴的运动方式可能不同，一侧倾向于整体运动，另一侧则倾向于滑动。在这种情况下，摇晃不会带来舒适的体验，此时应该停下来。这个现象提醒我们应恢

复身体的对称性，这不属于自我矫正的范畴，我们需要咨询医生的专业意见。

我曾有幸指导过一位助产士的毕业论文，研究内容是关于利用绑带进行产后修复。研究人员进行磁共振成像检查后发现，使用绑带并非仅仅带来心理安慰，实际上确实缓解了骶髂关节的压迫，也提升了膀胱与子宫的位置。传统做法的正确性再一次得到了验证。

上述操作也可由一名搭档来配合完成。这种情况下，按摩最好在地面上完成，搭档站在我们的身体上方并调整至最佳位置（搭档需要清楚自己是否站在了正确的位置上）。

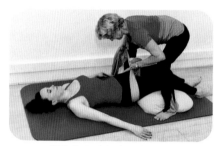
搭档在上方提起绑带摇晃

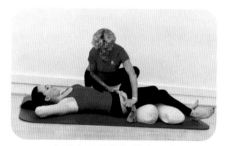
之后交叉系紧绑带来固定

为了将绑带系紧，搭档可以将手肘支撑在自己的膝关节上借力。

骨盆带

我们之前提到的弹力带就源于这种骨盆带，这同样借鉴了传统的实践方法：无论是塔希提岛的舞者还是其他东方国家的舞者，都会把丝巾准确地系在股骨颈的高度。其目的与穿束身衣不同，它不仅不会限制行动，相反能让身体大幅度地快速活动，同时为活动提供根基与发力中心。空手道运动员也会将腰带绑在这个位置而不是腰部，其目的不是收紧或支撑，而是让自己能意识到这个部位的作用。武术运动员也将这个部位视作力量的源泉。我们也会用双手托住新生儿的骨盆，使其大腿与脊柱夹角呈90度，以便头部能抬起一段时间，这是人类情感接触治疗方法的动作基础。

从力学的角度看，骨盆闭合以及增强括约肌附近的盆底肌群力量有助于挺直背部。在瑜伽士看来，这有助于昆达里尼[①]能量上升……无论我们是否相信这些概念，这些来自异域文化的表达方式多少证明了某些事情。

站立时佩戴骨盆带是非常好的矫正方式，该方式能锻炼背部与腹部的深层肌肉，防止松弛。它绝不仅是让身体休息的支撑。身体过度松弛的患者佩戴骨盆带后能立刻感到症状有所改善。有测试对身体强健的人群在佩戴骨盆带后身体的稳定性、平衡性与力量提升方面进行了评估。比较不佩戴骨盆带、佩戴骨盆带、佩戴1小时后摘掉骨盆带这3种情形后发现：使用骨盆带之后，身体的稳定性更佳。因此，我们需要让身体记忆这种静态姿势。

使用骨盆带不会产生依赖性，它能帮助人体保持平衡、正确的姿势，强化对脊柱的保护并有助于顺畅呼吸。

风帆冲浪式练习

这一练习能让我们的身体完全伸展，也能保护搭档的脊柱。

两个人面对面站直，彼此将手搭在对方的肩关节上。保持距离不变，收回双手并互相抓紧手腕，接着屈膝将臀部向后拉。如有必要，可稍微向后退，随后像拉住绳梯一样拉住对方。背部须始终保持挺直，避免拱背。

---

① 印度瑜伽认为，昆达里尼是存在于人体尾椎末端的有形生命力。——译者注

搭档则像风帆运动员一样：背部挺直，让脊柱处于受保护状态，肩关节向后拉，臀部向前收。对于搭档而言，我们的重量就像是"风"。我们的身体应保持平衡以维持姿势稳定。这个动作也能有效地锻炼搭档的背部与腹部肌群。

拉伸过程中，我们可以摇晃髋关节来活动骶髂关节，但需要始终保持身体向后拉；也可以将肩关节后拉，让肩胛骨凹陷来锻炼并按摩肩胛区域。

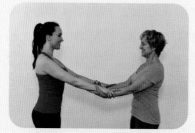

风帆冲浪式练习的起始动作

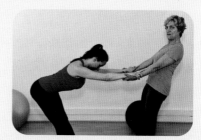

摇晃并活动肩关节

之后，我们屈曲膝关节与髋关节，下移臀部，拉住搭档的手臂，过渡至悬挂式蹲姿。搭档则应始终保持背部挺直，同时将身体靠近我们以调整悬挂姿态。

从蹲姿起身时，我们应想象背部是贴着墙的。将臀部前移，保持抬头与背部挺直的状态，避免身体前倾，逐渐展开髋关节并伸直膝关节。搭档切忌双臂过度用力，应由腿部提供力量。

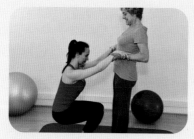

过渡到蹲姿

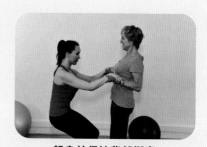

起身并保持背部挺直

如果有绳梯或高度合适的窗台，也可以独自完成这个练习。

第五章

日常姿势管理

我们已经学习了一些姿势，也知道了常见的违反生物力学的错误，包括骨盆翻转、凹背、拱背、拉伸与呼吸的错误认知等。

我们也提到了各部位的镇痛与放松姿势，还有自我按摩的技法。

但最重要的是，我们需要学会如何管理日常动作，因为这些动作会日复一日地出现在生活里，可能会引发疼痛甚至加重身体损伤。

1

床上练习

长期保持正确的仰卧姿势本身就很难，骨盆应始终处于正确的位置并保持稳定。这一点是很难实现的，在睡梦中或是麻醉等情形下，肌肉越是放松，关节和椎间盘就越发失去支撑与保护，处于危险的状态。

管理这些动作具有较高的技术性，但非常有效。不调整动作，疼痛就会复发；如果管理得当，疼痛就会消失。

床上翻身

事实上，任何让髋关节与肩关节不处在同一平面的动作，都会使身体扭转并压迫骶髂关节。例如，在骨盆不动的情况下转动上半身或是在上半身不动的情况下转动骨盆，会使疼痛感非常明显。而一旦身体侧躺，疼痛感就又会消失，这是典型的骶髂关节活动过度所造成的疼痛。

因此，我们应当"整体"翻身——身体仿佛被紧紧裹住，肩关节与骨盆是一个整体。通过调整呼吸与肢体的位置，身体就像穿上束身衣，活动完全不会产生痛苦。

以下是具体步骤：

如果双腿伸直后引起了脊柱后弯，不要强行放平腰部以消除后弯，因为这可能使情况更糟。

屈曲一侧髋关节并抬起脚，将另一只脚平放在床上或地面上——这可能使腹直肌收缩并引起腰部与骶髂关节的疼痛。应当放下抬起来的脚，屈膝并排放置双脚，此时脊柱后弯会得到缓解，应避免强行将腰部压向床上或地面。

接着，继续屈曲一侧髋关节，使同侧大腿贴近腹部。需要注意的是，这一动作不是通过腹直肌收缩来完成的，而应想象一条线穿过膝关节下方，借助盆底肌群收缩，髋关节顺着这条线屈曲。脚抬起时开始呼气。盆底肌群稍稍收缩能让骶骨反转，维持骨盆的稳定，并让下背部得到保护。大腿靠近腹部后，用同侧手臂抵住这条腿的膝关节外侧。手臂贴住同侧膝关节，抬起的脚贴住另一侧膝关节。注意手臂伸直、掌心朝外，肘关节不要发力。

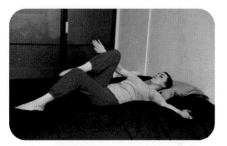

髋关节屈曲，手臂伸直

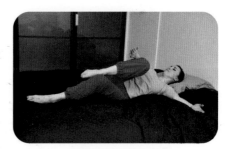

肩关节驱动髋关节

通过盆底肌群呼气，朝一侧转头，内收下颌，随后加大动作力度，用手臂推动膝关节。身体实现整体转向。

在骨盆区域，呼气对保护腹部起着关键作用。

翻身完成后，身体处于侧俯卧状态，上方膝关节上抬靠近上半身，同侧髋关节屈曲角度大于90度。这就是侧卧时的正确姿势。

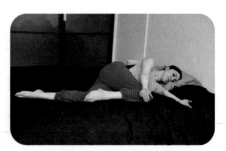

上方膝关节上抬，靠近上半身

换方向侧卧

当身体处在疼痛中时，由侧卧返回仰卧非常具有技术性，因为这需要滑动背部仰卧，再以相同的动作转向另一侧。因此，最好学会通过四肢支撑的姿势来完成起身与翻身。

保持上方腿膝关节靠近上半身（通常的做法是伸直双腿，但这一方式会展开髋关节，给腹部施加压力，从而导致脊柱后弯）。肘关节与前臂提供支撑，随后双手撑床，转变为四肢支撑姿势并呼气。

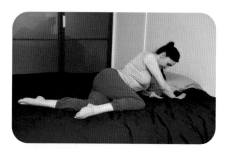

保持髋关节屈曲，双臂提供支撑

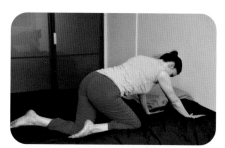

过渡至四肢支撑姿势

如果起身调整枕头后需要再躺回，可以坐在脚后跟上，抬起一侧膝关节变成侧坐，随后带动上方膝关节靠近腹部，再伸展另一侧髋关节以恢复至正确的侧卧位。

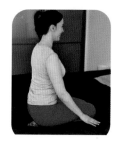

坐在脚后跟上

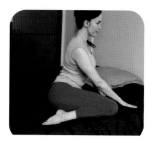

转向一侧再躺下

上床动作

如果床较高，或者通过坐在床沿、以双臂为杠杆转动身体再躺下的方式上床，这一系列动作会调动腹直肌参与并引发疼痛。

通过四肢支撑的姿势上床则更简单。可以将一侧膝关节放在床沿，随后按照以下步骤完成上床动作。

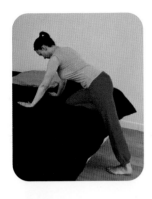
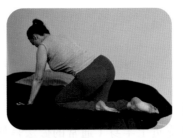
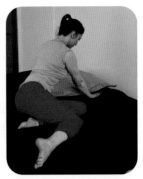

以四肢支撑的姿势上床

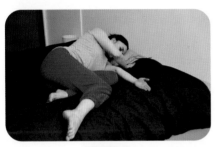

侧身躺下

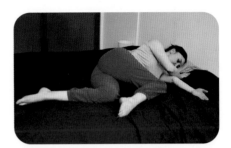

伸展下方的腿并让上方的腿靠近上半身

下床动作

我们可以通过四肢支撑姿势下床。过程中需要抬起躯干，防止脊柱后弯，做到这一点并不容易。

侧躺时，我们也可以先移动到床沿，再起身转变为坐姿：首先让下方的大腿靠近上半身（想象膝关节下方有一条线穿过，伴随着呼气动作，收缩盆底肌群，屈曲髋关节），使背部与下方大腿之间的夹角小于90度。此时伸展另一侧腿，防止脊柱后弯，以双臂

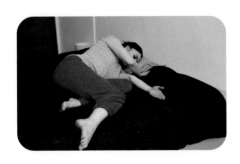

下方大腿靠近腹部，双臂提供起身的支撑力

支撑起身并呼气，直到垂直地坐在床边。

　　双脚着地，背部保持挺直，身体前倾直至臀部能够自然抬起，将身体的重量转移至双脚。剩下的动作则是身体绕髋关节转动，背部如同穿上束身衣一样保持挺直，这一点需要牢记！

　　这个动作与从椅子上起身的动作一样，如果方法不当就会引起骶髂关节的疼痛。

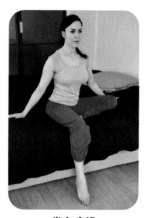

坐在床沿

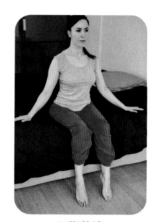

双脚着地

背部挺直，身体前倾

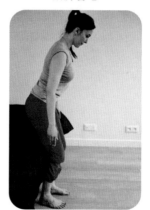

身体的重量转移至双脚，
髋关节旋转，让躯干回正

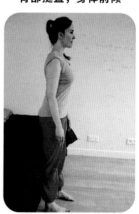

恢复站直状态

从仰卧位过渡到坐姿

　　仰卧时抬头会让腹部凸出（这是判断腹直肌分离的常规测试）并牵拉硬

脊膜（从尾骨延伸至脊柱顶端的包裹脊髓的组织），这会引发疼痛，特别是在患有腰痛、尾骨脱位或坐骨神经痛等基础疾病的情况下。

我们可以采用上文提到的侧卧翻身姿势，但这需要一些时间与空间——体检台或按摩台上可能没有这些条件。

还有一种起身的方法是让一侧大腿靠近腹部并屈膝，交叉双手抱住膝关节下方。随后让脚后跟向前发力猛地蹬出，放下腿时呼气。整个动作应当以髋关节为轴一气完成。过程中切忌抬头，需要保持下颌内收，想象头部仿佛被一束茎杆固定在颈部上方，不应后仰或上抬，从而保持颈部的伸展。具体可参见本书第114页。当我们熟练掌握这个方法时，它会非常实用。

 也可以由搭档拉动我们的腿部帮助起身。

2

俯身、起身与负重

从人体工学角度来看，在拱背的状态下举起重物是一个禁忌姿势。正确的方式是屈膝下蹲，在不弯腰的情况下举起重物。

但事实上，这个方式也存在一些限制条件：

- 如果重物不在地面，例如在带围栏的床上或是购物推车的底部，就无法以下蹲的方式拿出。很多情况下我们都需要俯身。

- 此外，并非所有人的髋关节与膝关节都能适应下蹲动作。如果下蹲时能保持双脚平行踩在地面，与骨盆同宽，起身时保持背部挺直且不会前倾，那么这个建议就是可行的。但许多成年人无法在下蹲时让脚后跟贴地，这让下蹲姿势变得不稳定，在背部负重时甚至很危险。这种情况下，膝关节会自动向外打开，双脚脚尖朝外且重心转移到脚掌前侧，骶髂关节受到压迫，并且由于缺乏地面的支持力，腿部无法提供力量，身体会自然地前倾。在负重较大时，就会再次出现拱背的情形。

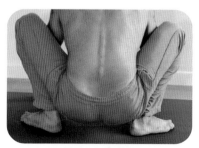 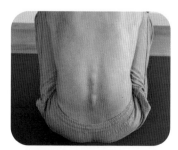

■ 错误示范：双脚距离过大，骶髂关节受压迫

正确示范：双脚平行，背部伸展，骶髂关节放松

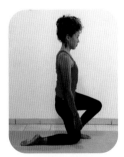

此时，采用单膝跪地的骑士姿态似乎更实用。不过，起身时需要保持背部挺直，因此支撑脚不能放在同侧膝关节前方，应放在膝关节下方，以便在起身时腿部能够提供支撑并保持重心不变。很多情况下，我们习惯将同侧手放在膝关节上，俯身弯腰再抬起躯干，但这恰恰应当避免。我们不应当借助手臂与腰部的力量，应依靠腿部力量站起身。

骑士单膝跪：背部挺直

可以想象头上顶着重物，不能让它掉下来，所以只能在背部完全挺直的状态下起身。

像玩具小人一样直立

身体直立，十指交叉握拳放于背部。接着从上背部（而非手臂）发力伸直双臂，想象双臂仿佛是贴在背部的一根扫帚杆。随后屈膝俯身，俯身时挺直背部，保持双臂始终紧贴背部（其目的在于防止拱背），同时屈曲髋关节，后移臀部。

> 需要避免头部抬起、下颌前伸等其他颈椎不良姿态。

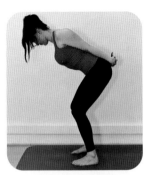

俯身时避免拱背

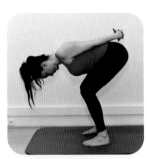

双臂伸直并紧贴背部，臀部后移

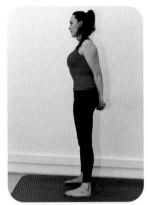

双手推动臀部，身体以髋关节为轴转动，最终整体抬起

错误俯身姿势的解救方法

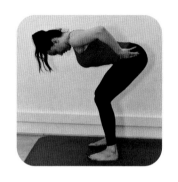

我们常常会在情急之下俯身时忘记让臀部后移，出现糟糕的拱背姿势。当出现疼痛时，使身体蜷缩成球、加剧拱背程度是错误的。相反，我们应当屈膝并后移臀部，使背部恢复挺直。这才是解救方法！

臀部后移使背部恢复挺直

从椅子上起身

从椅子上或床沿起身时也一样。应想象背部始终是一个整体，就像穿着束身衣一样，避免俯身和后仰。

在椅子上坐下

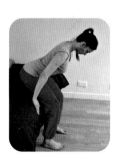 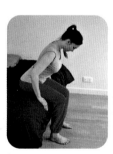

屈膝俯身，俯身时将背部挺直，双臂向后伸出，双手探向座椅，随后臀部落下。

髋关节屈曲，双手探向座椅，臀部落下后躯干抬起

在高处寻找物品的姿势

举起手臂这一简单的动作非常容易引起脊柱后弯，导致腹部压迫，使背部失去保护；还会导致颈椎后侧的椎间盘压迫，阻碍血液循环。

抬起手臂时我们应保持背部挺直，让盆底肌群及稳定骨盆的下腹部肌群形成背部保护层。这个动作不应该由腰部发力，而应由中背部为上肢提供足够的动力，让双臂举起。

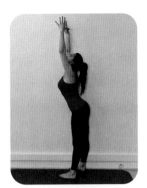

■ 错误示范：
脊柱后弯

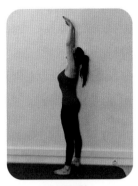

正确示范：
通过盆底肌群稳定骨盆

在身旁放置或提举重物（如行李箱、购物包）

始终注意不要让背部屈曲。应当屈膝，沉肩并将肩胛骨调整至正确位置。肩胛骨应贴合背部，而非外翻。应由肩胛骨下缘发力来提举重物。放置重物

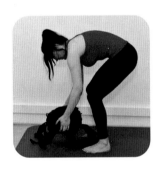

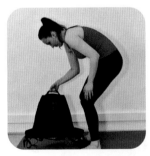

■ 错误示范：拱背，背部失去保护，双腿没有主动发力

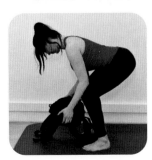

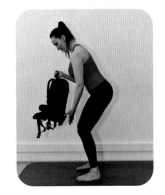

正确示范：背部、腹部与盆底区域受到保护，双腿主动发力，身体以髋关节为轴转动

或提起重物时需要调动盆底肌群来呼气，维持肩胛骨的位置，随后展开膝关节与髋关节，防止脊柱后弯，这样一来背部是挺直且受到保护的。

单侧抬腿

单侧抬腿的动作往往会通过收缩腹直肌、给腹部施压来完成，过程中肩关节会靠近骨盆，腰椎间盘也会因此受到压迫。

我们应保持背部挺直，屈曲腹股沟，最大程度地维持肩关节与髋关节之间的距离。这才是正确的动作，能使腹部肌群在伸展的同时得到锻炼。

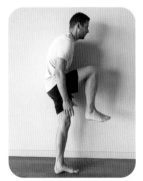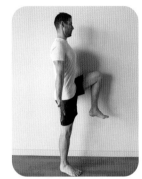

错误示范：
拱背且肩关节内扣

正确示范：
腹部肌群不收缩

单侧向后抬腿时，臀部的习惯性不良运动

正如用手臂提举重物的情形一样，如果我们的双腿没有主动发力，而是用腰部代偿，那么向后抬起一条腿往往会引起脊柱后弯，压迫腹部。

事实上，如果骨盆位置正确且脊柱不后弯，向后抬腿的幅度是很小的。在拉伸腹股沟时，大腿只能移动到骨盆后方几厘米。完成这一动作还需要伸展腰肌，而大多数人的腰肌都严重劳损。

第六章

进阶练习

维持、巩固、
伸展与提升

到 目前为止，我们谈到了：

- 理解并辨别疼痛的来源与诱因；
- 寻找镇痛的姿势或解决方案；
- 缓解疼痛引起的肌肉紧张与保护性肌肉收缩；
- 借助辅助器具管理日常姿势，避免身体阻塞，将身体调整到正确且可持续的姿势；
- 学习伸展身体的正确方法，尤其是针对骶髂关节疼痛的处置方法。

本章的内容更侧重练习。我们需要巩固成果，伸展背部，增强肌肉力量，从而稳定身体。在学习缓解疼痛的练习之后，我们将进一步了解进阶姿势和序列练习。

1

完全伸展

前文曾提到麦肯基疗法可用于矫正颈椎与腰椎屈曲，消除椎间盘前侧挤压导致的髓核压迫。

缓解压迫的紧急处置动作往往伴随着椎间盘的后侧挤压，而我们的目标是调整姿势，消除对整个椎间盘的压迫。因此，无论是向前屈曲、向后拉伸、左倾、右倾、扭转还是移动身体，都始终要让肩关节与骨盆保持距离。

眼镜蛇式

实际上眼镜蛇是通过背部力量完成直立的。如果眼镜蛇式较难完成，我们也可以改成上犬式，能更容易地达到放松、伸展的效果。

从婴儿式开始：臀部坐在脚后跟上，双手尽可能向前伸出，胸腔向前。

保持身体重心位于后方，过渡至四肢支撑姿势。

接着臀部下沉，耻骨靠近地面，双腿自然分开，上半身抬起，手臂伸直。肩关节下沉，头部尽可能抬高。切记不要向后弯曲颈部，而是保持伸直。

　　保持这个姿势。结束时，臀部后移，双脚并拢，身体坐在脚后跟上。重复练习3次，身体会逐渐放松。这个练习对放松背部有着绝佳效果。

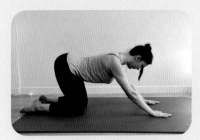

起始姿势：四肢支撑

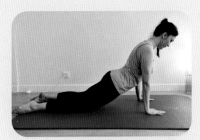

耻骨靠近地面

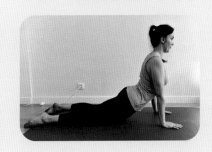

正确示范：身体保持悬挂，
胸腔上提，肩关节下沉

　　在这一姿势下，我们要收紧臀部，让骶骨反转，尾骨朝前。胸腔保持上提，颈部伸直，肩关节尽可能与骨盆保持距离，肩胛骨向内收，身体处于悬挂状态。

　　这时下背部骶髂关节屈曲，但脊柱没有后弯，因为屈曲的位置低于腰部。

　　在这种状态下，背部肌群会得到锻炼与伸展。这种特殊的肌肉拉伸方式有时会引起脊柱两侧疼痛，但这不会带来风险。相反，这是身体回应训练的信号，非常有益。我们仿佛重返婴儿时期，在学会坐下和行走之前先增强背部肌群力量。

　　腹直肌处也会有明显的拉伸感，胸骨与肚脐处可能有灼热感（尤其是孕妇）。但不能让这种感觉延伸至肚脐以下的部位，否则将会导致脊柱后弯。

　　练习时很容易出现身体蜷缩、拱背和肩关节内扣，我们需要努力克服这些问题。

将这个姿势与脊柱后弯的错误姿势进行比较后就会发现，在脊柱后弯的错误姿势下，肩膀上抬，阻碍了胸腔向上、向前移动，背部也无法伸展。在错误姿势下，或许身体会感到更舒适，但实际上会导致腹部松弛、脊柱后弯、头部后仰、颈部屈曲。

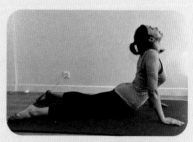

错误示范：颈部屈曲、腰椎后弯、耸肩

借助瑜伽球练习

选择直径不小于 65 厘米且充满气的瑜伽球。

在瑜伽球前蹲下，背部贴合球体的曲线。

让颈部贴于球上，没有屈曲，始终保持下颌内收，防止头部后仰。瑜伽球的曲线能帮助背部整体向后伸展，不会出现屈曲。

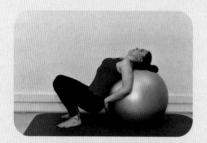

正确示范：身体贴球屈曲

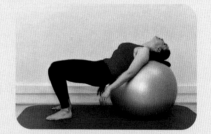

错误示范：颈部屈曲

我们无法避免在这一姿势下头部的自然后仰，但可以将双手置于头的下方或垫上 U 形软垫，从而防止头部向后方折叠，否则会十分危险——椎动脉的血液流动会因身体屈曲而受阻，引起脑部延髓的供血减少。

当身体正确地贴在球上时，我们可以伸直腿并向后滚动，但前提是身体必须始终与瑜伽球完全贴合。

我们还可以提升练习强度，抬高骨盆并拉伸腹股沟。

在身体复位时需要注意：恢复下蹲姿势时，要保持头的位置与颈部的伸展状态不变。等到背部垂直于地面后，再缓慢地将头部回正，保持下颌内收，使颈部始终处于被保护的状态。切忌猛地抬头回正，这样可能会造成颈椎移位。

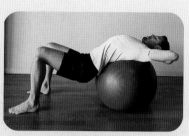

切忌头向后仰

臀桥式练习

臀桥式可以借助椅子来完成，这样的练习能使身体完全伸展，防止脊柱后弯，过程中颈部也能一直保持伸展。这也是缓解落枕的练习之一（参见第139页）。

下背部与骶髂关节的练习：治疗"坐骨神经痛"

人们往往认为下背部与骶髂关节的瑜伽练习能治疗坐骨神经痛，而事实上这个练习并不会消除坐骨神经痛，而是可以治疗骶髂关节痛。这个练习的目的在于拉伸大腿外侧肌肉，使大腿内旋，从而消除骶髂关节的压迫。

以四肢支撑作为起始姿势，将身体前移，一侧大腿抬向腹部，让该侧大腿与另一侧大腿交叉。接着打开双脚之间的距离，试着坐在双脚之间。

尽管上方腿提供的支持力远小于下方腿，但臀部两侧仍应保持在同一水平面上。如有必要，可在**贴地一侧臀部的**下方垫上 U 形软垫，从而让臀部两侧保持在同一水平面。

这个姿势下，应当只有髋关节外侧会出现紧绷感。如果在进行数次呼吸后疼痛仍未减轻或出现其他部位的疼痛（膝关节、髋臼等处），就应该停止练习。

在几次呼吸后换另外一侧练习。

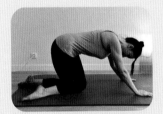 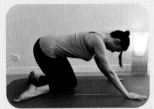 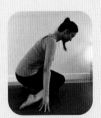

双腿在前方交叉　　　　　拉开双脚距离　　　　坐在双脚之间

这个练习能即刻消除身体对骶髂关节的压迫，对于身体柔软的人来说这一练习十分容易，但恰恰是这类人（他们也最常出现疼痛）最需要练习，因为其身体会不时地出现阻塞。

下背部与上背部的练习：牛面式

这个练习属于瑜伽体式，它能使上背部挺直，同时锻炼颈部与肩关节。

以前文中治疗"坐骨神经痛"的体式作为起始姿势，与上方腿同侧的手臂向后贴在背上，屈肘让小臂沿脊柱方向抬高。另一侧手臂上抬，手肘弯曲，前臂贴于脑后。

上方手的手指试着钩住下方的手指。如果需要可借助弹力带等辅助器具。头部可以将前臂向后推。

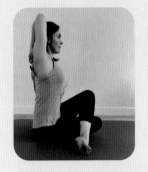 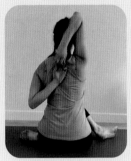 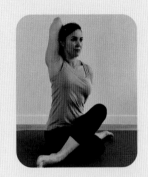

注意背部保持挺直

这个练习对脊柱与骶髂关节都大有裨益，有助于缓解椎体压迫，预防骨质疏松。

2

扭 转 练 习

    扭转练习能有效地让脊柱旋转，恢复椎间盘的空间，让背部的血液循环通畅，还能活动肋骨、骨盆（骶髂关节）与上背部。

    但这个练习的技术性很强，也需要正确摆放肢体位置。扭转的目的是固定肩关节或髋关节，让二者之间的夹角呈90度。

    几乎没有人能完美地做到90度的扭转，但我们可以朝这个目标努力。

肩关节转动

    我们将从固定骨盆、转动肩关节的练习开始，这个练习比较简单。

    练习时需要借助盆底肌群来呼气。

    身体侧卧，大腿靠近腹部，双臂向上伸直，头部夹在双臂之间，肩关节与骨盆保持距离。呼气时将耻骨直肠肌向耻骨方向拉动（持续动作）。

    将下方手臂滑至身前与胸部齐平，借助肘关节让胸腔前移，使肩关节与骨盆不在同一平面（如下页图）。上半身可以尝试前移半个胸腔的距离，上方手臂绕过后脑勺使身体大幅度转动，上方肩关节尝试贴地。上方肩关节很可能无法着地，而是悬在空中。这是比较危险的姿势。

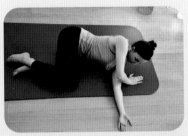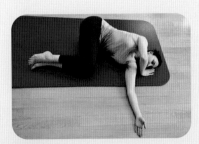

肩关节与骨盆错开位置

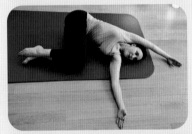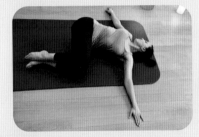

上半身大幅度扭转

🔟 错误示范：脊柱错位、
肩关节与膝关节悬空、脊柱后弯

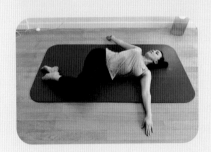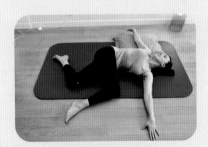

这种情况下我们需要在悬空的
手臂下方放置软垫来让身体放松。
通过呼吸加大肩关节移动的幅度后，
中背部的疼痛应该会随之消失。

用软垫支撑肩关节

　　这一练习能拉伸斜方肌与胸肌，打开胸腔，这对身体十分有益。呼吸形式也会自然地转变为腹式呼吸。我们可以让头位于中间或抬起，保持下颌内收并将脸朝身体后侧转动以达到最大程度的扭转。随后缓慢地恢复至侧卧姿势。

骨盆转动

转动骨盆的动作更为精细，但对缓解骶髂关节疼痛十分有效。这往往也是理疗师治疗骨盆疾病时采用的手法。

以仰卧位作为起始姿势，保持身体稳定，屈膝，将双脚放平。

将右脚贴靠左侧膝关节（这一动作会带动腰部贴地），稍稍抬起骨盆，臀部稍向右侧移动，随后让左侧膝关节自然地向左倾倒。

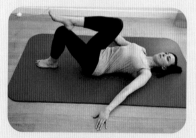

单脚贴对侧膝关节

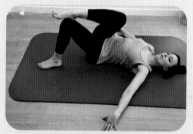

臀部向右移约半个骨盆的距离

肩关节保持不动，上背部与肩胛骨贴地。在肩关节不移动的情况下，上方腿的膝关节几乎不可能接触到地面。此时应在膝关节下方放置软垫或小瑜伽球以防止膝关节悬空。随后右侧肩关节保持不动，臀部发力，将瑜伽球向左推动。骨盆的转动将会拉伸大腿外侧，让下腹部的腹内斜肌也得到锻炼。另一侧进行同样的练习，过程中须始终注意保护颈部。

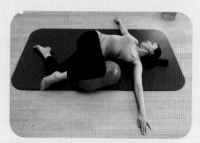

在膝关节下方放置支撑物
以防止其悬空

坐姿扭转

这个练习可以坐在地上或椅子上完成。

当身体回正时，旋转动作能让血液流向椎间盘，让椎间盘含水量提高并拉长身体。

起始姿势为正确的坐姿，背部伸展，上半身稍稍前倾，一只手置于背后，靠近臀部，指尖撑地，屈肘让肩关节下沉。以该侧的手臂提供支撑，拉伸背部，挺直脊柱。

双眼平视前方，另一侧手贴住对侧膝关节，肩关节尽可能和身体保持在同一水平面。

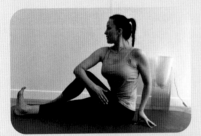 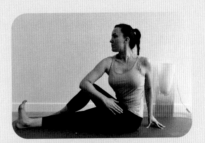

背部挺直，上半身缓慢转向侧面，头部朝向正前方

呼气，想象以螺旋上升的方式扭转身体。呼气时盆底肌群收缩，想象从骶椎处开始缓慢转动身体（原则上这不可能）。吸气时放松腹部，呼气时让椎体一节一节地上升。呼吸之间，身体需要保持扭转，不能向反方向退回。

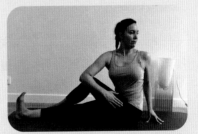

头部向后旋转，颈部保持拉伸

当扭转动作到达腰部时，手推膝关节使肩关节转动，头部始终朝前，双眼正视前方。最后呼吸7次，依次转动每一节颈椎，保持颈部拉伸，内收下颌。位于身后的手持续提供支撑，使身体挺直。

最后，尝试双手不提供支撑，通过腹部肌群发力维持身体状态。最终，从上到下使椎体依次恢复原位。

注意：练习过程中常常出现的错误之一就是在头部与肩关节没有伸展的情况下开始转动身体。

3

腰肌拉伸

在引起背痛的诸多因素中，腰肌紧张既是错误姿势的诱因也是其结果。

我们经常通过拉伸腘绳肌（大腿后侧肌肉）来使身体更灵活。但实际上，这些肌群与骨骼相连，所以并不能得到很好的拉伸：它们连接坐骨与腿部的胫骨、腓骨。当我们拉伸膝关节时，骨盆与脊柱之间的关节将会代偿。这也是最好不要锁定膝关节的原因，尤其是当身体灵活性较差的时候。

骨盆前倾可能是腰肌紧张导致的，因为部分腰肌附着于骨盆和盆底，具有很强的伸展与收缩功能。

为了让身体挺直伸展，我们需要展开腹股沟区域。同样也要能屈曲腹股沟，并且不以拱背的方式来完成。因此，拉伸腰肌非常有必要。

接下来我们将学习拉伸腰肌的姿势。

此前，我们完成了在身体靠墙或仰卧状态下拉伸腿部的难度测试。这类测试还能增强股四头肌与腘绳肌的力量，让腿部自然伸展。这些肌群的平衡也有助于稳定骨盆，保证腰肌的正常活动。

高弓步式

四肢支撑身体并保持合适的距离。一只脚迈至双手中间，小腿垂直于地面。踮起另一脚的脚尖，尽可能屈曲踝关节，将脚后跟拉向地面。后腿膝关节离地，但避免上抬臀部。从脚后跟到头顶，整个身体呈弓箭状。

此时需要注意伸展颈部，切忌抬起下颌。

在脚后跟处施加推力，双手不再提供支持力，双臂上抬使双耳位于双臂之间，背部保持挺直。尽可能保持这个姿势，从而不断增强大腿力量，为躯干提供支撑。

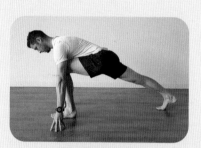

从脚后跟至头顶，
整个身体处于伸展状态

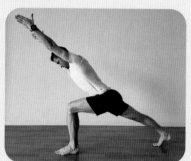

拉伸腹股沟，挺直上背部

注意：支撑腿的膝关节需要位于脚的正上方，身体重心不应前移，这样才能更好地拉伸大腿肌群而非腰肌。骨盆此时处于后旋状态。

恢复原位时，先用后侧膝关节着地，再起身。

骑士式

这一姿势与普通的单膝跪地动作大相径庭。

起始姿势是身体坐在脚后跟上，此时骨盆位于双腿膝关节之间。

双膝跪地后抬起上半身本身也是一个练习，目的是防止腹部发力前推，预防腰部损伤。重点并不在于抬升身体，而是将股骨向外转动的同时收缩耻骨直肠肌，在呼气时将臀部向前拉动。上半身应整体抬升，躯干保持挺直，避免俯身拱背。

不要后拉肩关节，否则无法正确地呼吸，而错误的呼吸恰恰能反映姿势的错误。耳朵、肩关节、髋关节与后侧膝关节应位于一条直线上。

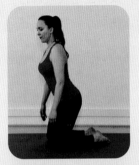 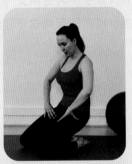 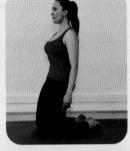

❚ 错误示范：腹部前推， **正确示范：没有前推腹部，在腰部伸展的状态下起身**
脊柱后弯

呼气时盆底肌群收缩，将身体重量转移到一侧的膝关节，另一只脚迈至身前，小腿与地面垂直，腿部与臀部之间的夹角保持90度。

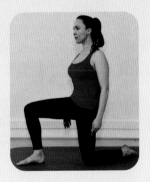 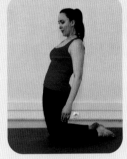

正确示范：前方腿的膝关
节位于脚的正上方，耳
朵、肩关节、髋关节与后
方腿的膝关节位于一条直
线上

❚ 错误示范：
肩关节后拉

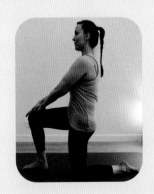

前脚踩地，像吸盘一样固定在地面上，双手将这一侧的膝盖向后拉，但脚始终紧紧地贴地，此时应感觉到大腿后侧的收缩。

在不移动脚的情况下，向前拉动骨盆，这会让大腿面和腹股沟处出现强烈的灼热感。因此，这个姿势看似容易完成，实则并非如此！

正确示范：背部挺直

　　腰肌越柔软，腹股沟处的感觉就越强。如果身体很紧张，灼热感则会出现在大腿上，导致大腿与骨盆之间的夹角增大。

　　注意：肩关节切忌后拉！双手应贴放于膝关节上方以保持正确的位置。如果身体前倾，膝关节超过脚趾尖，拉伸的就是大腿肌肉。但这种情况下骶骨不会反转，骨盆也不会得到活动，而且我们往往会混淆腹直肌拉伸与腰肌拉伸。在保持这个姿势的情况下，如果将一只手放在腰部，就能感觉到下背部前所未有的挺直状态。

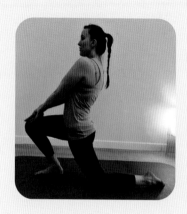

! 错误示范：
仅拉伸大腿肌肉，脊柱后弯

　　在姿势正确的情况下，这一练习还能增强臀部下方肌群的力量，提升股骨头灵活性，拉伸腹股沟与内收肌。

4

股四头肌训练

收缩股四头肌与拉伸腘绳肌总是相伴出现，二者互为拮抗，这对于保护腰部也至关重要。

我们不喜欢借助腿部力量完成练习，因为这会令人疲惫。我们倾向于腰部发力，常常遗忘股四头肌也可以发力。当然我们也很少在田间耕作，很少步行、爬楼梯，不再下蹲，在起身前也不会挺直背部……

借助小瑜伽球

使用充气小瑜伽球或花生瑜伽球进行练习，这对于保护膝关节、避免腹部和盆腔区域的前凸十分有效。

将小瑜伽球放在腰部下方的骶骨处，双脚略微向前，距离与骨盆同宽。屈膝，向上移动背部，滚动贴在墙上的瑜伽球。根据肌肉力量与膝关节状态，身体也可以向下移动，甚至过渡至蹲姿。下蹲过程中脚后跟可能会抬起，随着身体上升又会恢复原状。

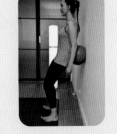

用背部滚动瑜伽球

过渡到蹲姿后不需要维持这个姿态，应立刻向上恢复站姿：伸直膝关节并向墙面方向施加推力，若想要提升训练强度，可在站立至最高时抬起脚趾。

瑜伽幻椅式

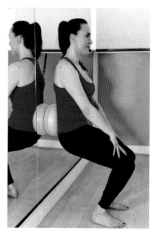

背部靠墙。也可以使用小瑜伽球。

身体下蹲至大腿与地面保持平行，并保持这一姿势。

如果感到太难，可以将双脚向前迈出，随后抬起脚趾。

借助小瑜伽球进行
靠墙的幻椅式练习

5

屈曲拉伸

我们很少能正确地完成侧向的拉伸练习。而这些练习对于矫正身体的生理性不对称、按摩内脏以及膈肌都十分有益。在出现便秘、脊柱侧凸或肌肉挛缩时，这些练习也有缓解症状的效果。

坐姿拉伸

席地而坐

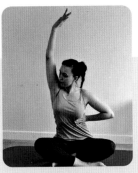

正确示范

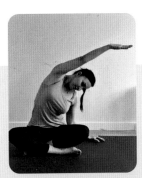

1 错误示范：
身体没有拉伸，倒向左侧

身体保持坐姿，右手臂顺着右耳方向抬起。左手将左侧肋骨向上推，身体呈现新月一样的形状。呼气时，向上延伸身体；吸气时，拉伸身体右侧。

不要让身体倒向左侧，应始终保持肩关节与骨盆之间的距离不变。两侧都需要进行拉伸练习，可在身体更僵硬的一侧提升训练强度。

坐在旋转椅上

坐在桌前的旋转椅上，将双手置于桌面，保持肩关节正面朝前，随后转动椅子进行扭转拉伸练习。

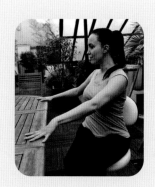

保持背部挺直

四肢支撑

这一练习对脊柱侧凸格外有效。

起始姿势为四肢支撑，右侧膝关节稍稍前移。右侧肘关节平放于地面，左手向右前方远远伸出，仿佛身体在爬行。臀部后移，目视右侧。

呼吸时可适当加入假胸式呼吸（参见第147页），这种呼吸方法只会让膈顶与右膈脚移动。

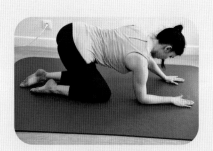

右侧膝关节前移

随后交换另一侧练习，可在身体更僵硬的一侧提升训练强度。

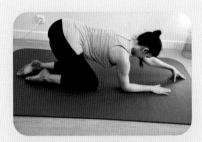
左手伸出

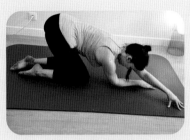
左手向右前方伸

对侧拉伸

起始姿势为四肢支撑，身体重心靠后。

右手臂尽可能向前伸向远处，让手腕位于手指的正上方。左手的手掌撑地。

双脚脚后跟向后拉，使左腿拉伸，臀部内收。手腕尽可能向前探，脚后跟则尽可能向后拉。

呼气时盆底肌群收缩，手臂保持抬起，过程中切忌改变背部状态，避免脊柱后弯。伸展从背部的肩胛骨区域开始，这样能拉伸紧张的胸肌。

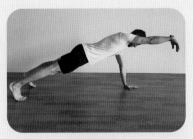
双腿拉伸

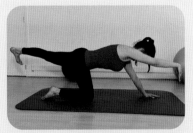
对侧拉伸

　　此时可以抬起左腿，屈曲踝关节，避免腰部塌陷，让盆底肌群发力保持姿势并拉伸腹股沟。

　　如果腿保持处于背部的延长线上，背部也尽可能保持平坦，在这种情况下腿是无法抬太高的，因为腰肌并未收缩。但实际上，在练习中我们往往会屈曲中背部，向前推腹部，从而试图让腿和手臂抬得很高。

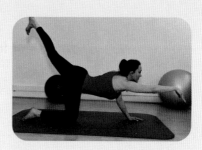

■ 错误示范：身体重心前移，脊柱后弯，颈部屈曲

　　正确地完成这个动作对臀肌、腹肌（参与脊柱保护的必要肌群）与肩关节十分有益，也有助于提升身体稳定性、改善左右平衡。对侧拉伸还能改善中度脊柱侧凸。

虎式上提腿

　　进行这个练习时很容易出现脊柱后弯、腹部前推和颈部屈曲。我们需要避免腰部塌陷，以有效的交叉拉伸练习来改善脊柱侧凸与身体平衡。

　　起始姿势为四肢支撑。两侧肘关节贴地，膝关节靠近。
臀部后移，右侧脚后跟靠近左侧臀部，左手试着抓住右脚。

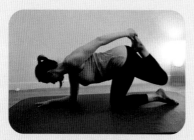

脚后跟靠近臀部

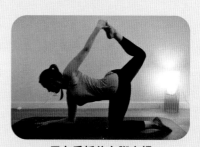

用左手抓住右脚上提

如果无法抓住脚，可以借助弹力带完成。

将左手臂伸直，尽可能地抬起右腿以拉伸腹股沟，可以尝试伸展右侧膝关节，向上、向后移动右脚，直至背部挺直。内收下颌，延伸头颈。

这组背部的交叉拉伸练习对强化身体平衡性与肌张力具有很好的效果。这些练习的难度较大，也需要较强的身体平衡能力。虽然重心前移可能会让人感到不适，但也避免了脊柱后弯的风险。

借助弹力带的串联练习

温和的拉伸是背部肌群的最佳练习方式。本节中的练习会令人联想到梅齐埃疗法（la méthode Mézières）[1]，但这些练习可以单独进行，在练习中你会感到舒适与放松，这与梅齐埃疗法截然不同。

起始姿势为坐姿，膝关节屈曲，双脚放于地面，略宽于骨盆。

将一条足够长的非弹性拉力带穿过腋下，让双脚踩住拉力带（拉力带一侧固定，另一侧可调节）。

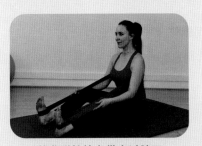

将非弹性拉力带穿过腋下

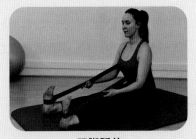

双脚踩住

---

[1] 由法国物理治疗师弗兰索瓦兹·梅齐埃（Françoise Mézières）发明的治疗方法，旨在改善体态和身体对称性，减轻由体态问题和肌肉不平衡引发的疼痛及不适。——译者注

通过金属锁扣调节拉力带长度，使拉力带能为背部提供支撑，就像是一个舒适的单人沙发。依靠拉力带挺直背部后试着伸直双腿。如果感觉太紧可以调节拉力带的长度。坐姿下肩关节应位于髋关节前方。

随后双腿上抬，臀肌发力保持平衡，使尾骨刚好着地（切忌骨盆向后倾倒使骶骨贴地）。双脚和背部同时发力。手臂应当能倚靠两侧的"扶手"，从而获得休息。此时内收肌与大腿后侧肌肉均处于拉伸状态。

几次呼吸后，滚动至仰卧位，避免枕骨撞击地面。两侧膝关节并

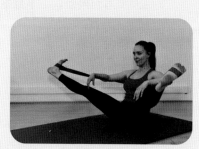

启动臀肌保持平衡

拢，双脚从拉力带中抽出，拉力带交叉，再次穿进双脚。腰部与骶骨保持贴地，脚后跟尝试用力上抬以伸直双腿，过程中须**避免骨盆抬起**。

我们很可能无法伸直双腿（如果患有腰椎间盘突出症，也不建议伸直），那就保持略微屈膝。

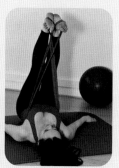

交叉拉力带　　　膝关节伸直

几次呼吸后，屈曲膝关节，让拉力带滑落到**膝关节外侧**。

身体沿拉力带的方向伸展，两侧膝关节分开。接着身体从右到左进行摇晃，这个动作格外令人放松。

随后再次伸直双腿，重

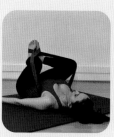

婴儿式放松

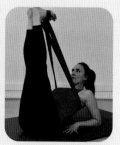

再次伸直双腿

复4～5次，在每个动作完成后保持姿势并进行几次呼吸。慢慢地，伸

直双腿带来的疼痛感会减轻。

　　结束时需要再次回到臀肌平衡的姿势，此时拉力带交叉，双腿保持平行。

　　最后双脚落回地面，上半身挺直。

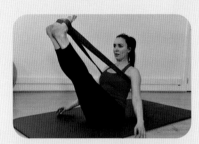
拉力带交叉，身体保持平衡

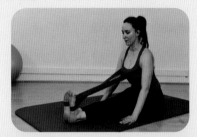
拉力带交叉，股骨－背部的夹角是锐角

　　屈膝，将双脚从拉力带中抽出，分开双腿。这样一来，我们就完成了髋关节屈曲与背部肌群的拉伸练习，身体也感到无比惬意。

　　在日常生活中因发力不当或运动导致背部肌肉紧张时，不妨做一做这组练习。

结 语

　　传说医药之神阿斯克勒庇俄斯曾目睹两条蛇搏斗，于是拔出佩剑将其分开。然而两条蛇反而缠绕着佩剑，于其上爬行。蛇杖随之诞生，也成为西方医学的象征。

　　螺旋爬升的两条蛇仿佛是人体DNA形态的再现，也象征着阴与阳，即沿着脊柱流动且不断上升的生命力。

　　本书也忠诚于这一理念，希望能帮助读者获得流动的生命力。相信在医学的支持与我们自己的不懈努力之下，健康一定会如期而至。

　　挺直背部吧！

©Albin Michel，2022
Photographies by Jean-PauI Bouteloup © de Gasquet
Drawings by Den Bazin
simplified Chinese edition arranged through Dakai-L'agence
本书中文简体版权归属于银杏树下（上海）图书责任有限公司。

浙江省版权局图字：11-2024-222

图书在版编目（CIP）数据

疼痛腰背修复指南 /（法）贝娜黛·德·嘉斯奎著；
王炳坤译. -- 杭州：浙江科学技术出版社，2024.10.
ISBN 978-7-5739-1538-2

Ⅰ. R681.5-62
中国国家版本馆CIP数据核字第20244RZ574号

书　　名　疼痛腰背修复指南
著　　者　[法]贝娜黛·德·嘉斯奎（Bernadette de Gasquet）
译　　者　王炳坤

出版发行　浙江科学技术出版社
　　　　　杭州市拱墅区环城北路177号　邮政编码：310006
　　　　　办公室电话：0571-85176593　销售部电话：0571-85062597
　　　　　E-mail：zkpress@zkpress.com
印　　刷　河北中科印刷科技发展有限公司

开　　本　720 mm × 1000 mm　1/16　印　张　15.5
字　　数　257千字
版　　次　2024年10月第1版　　印　次　2024年10月第1次印刷
书　　号　ISBN 978-7-5739-1538-2　定　价　88.00元

责任编辑　唐　玲　陈淑阳　　责任校对　张　宁
责任美编　金　晖　　　　　　责任印务　吕　琰
文字编辑　韩承祚

后浪出版咨询(北京)有限责任公司
投诉信箱：editor@hinabook.com　fawu@hinabook.com
未经书面许可，不得以任何方式转载、复制、翻印本书部分或全部内容
本书若有印、装质量问题，请与本公司联系调换，电话010-64072833